RECHERCHES

SUR LES

MALADIES DES OS

DÉSIGNÉES SOUS LE NOM D'OSTÉOMALACIE,

ET

Lettres sur la cause principale des morts subites survenues pendant
l'inhalation du Chloroforme,

PAR

G. P. STANSKI,

DOCTEUR DE LA FACULTÉ DE MÉDECINE DE PARIS, EX-CHIRURGIEN INTERNE DES
HÔPITAUX ET HOSPICES CIVILS DE LA MÊME VILLE, MÉDECIN DE L'INSTITUTION
DES DIACONESSES ET DU DIACONAT DE L'ÉGLISE RÉFORMÉE, CHIRURGIEN
DU DEUXIÈME DISPENSAIRE DE LA SOCIÉTÉ PHILANTHROPIQUE,
MEMBRE DE LA SOCIÉTÉ ANATOMIQUE ET DE LA SOCIÉTÉ
MÉDICALE DU 3ᵉ ARRONDISSEMENT. MENTION HONORA-
BLE, ET MÉDAILLES D'HONNEUR COMME RÉCOM-
PENSES NATIONALES, ETC., ETC., ETC.

Avec six planches coloriées.

PARIS

GERMÈRE BAILLIÈRE.

RUE DE L'ÉCOLE-DE-MÉDECINE, 17, A PARIS.

A LONDRES, chez H. BAILLIÈRE, 219, Regent street

A NEW-YORK, chez H. BAILLIÈRE.

A MADRID, chez CH. BAILLY-BAILLIÈRE, libraire, calle del Principe, 11.

—

1851

RECHERCHES

MALADIES DES OS

DÉSIGNÉES SOUS LE NOM D'OSTÉOMALACIE.

SCEAUX. — IMPRIMERIE DE E. DÉPÉE

RECHERCHES

SUR LES

MALADIES DES OS

DÉSIGNÉES SOUS LE NOM D'OSTÉOMALACIE,

ET

Lettres sur la cause principale des morts subites survenues pendant
l'inhalation du Chloroforme,

PAR

G. P. STANSKI,

DOCTEUR DE LA FACULTÉ DE MÉDECINE DE PARIS, EX-CHIRURGIEN INTERNE DES
HÔPITAUX ET HOSPICES CIVILS DE LA MÊME VILLE, MÉDECIN DE L'INSTITUTION
DES DIACONESSES ET DU DIACONAT DE L'ÉGLISE RÉFORMÉE, CHIRURGIEN
DU DEUXIÈME DISPENSAIRE DE LA SOCIÉTÉ PHILANTROPIQUE,
MEMBRE DE LA SOCIÉTÉ ANATOMIQUE ET DE LA SOCIÉTÉ
MÉDICALE DU 3ᵉ ARRONDISSEMENT. MENTION HONORA-
BLE, ET MÉDAILLES D'HONNEUR COMME RÉCOM-
PENSES NATIONALES, ETC., ETC., ETC.

PARIS

GERMÈRE BAILLIÈRES, LIBRAIRE,

RUE DE L'ÉCOLE DE MÉDECINE, 17.

1851
1850

TABLE DES MATIÈRES.

Sceaux. — Imprimerie de E. Dépée.

RECHERCHES

SUR LES

MALADIES DES OS

DÉSIGNÉES SOUS LE NOM D'OSTÉOMALACIE.

DU RAMOLLISSEMENT DES OS.

Tous les auteurs qui ont traité du ramollissement des os, en parlent comme si c'était une affection particulière et toujours la même du système osseux ; cependant l'ostéomalacie et l'ostéopsathyrose comprennent, ainsi qu'on le verra par la suite, un certain nombre de maladies des os dans lesquelles ces organes deviennent, il est vrai, mous et cassants par suite du progrès du mal, mais qui diffèrent essentiellement les unes des autres.

Aussi ces dénominations, comme tant d'autres qui ont été données anciennement aux maladies dont la nature n'était pas connue, ont été imposées à celles dont nous nous occupons, d'après les symptômes qui frappent les premiers nos sens, mais elles ne désignent nullement la nature de l'altération organique des os. Nous les conserverons cependant parce qu'elles sont consacrées par les auteurs et parcé qu'elles embrassent tous les genres de dégénérescences que subissent les os dans ces affections.

1

La mollesse et la fragilité des os peuvent être naturelles ou physiologiques et accidentelles ou morbides. Les premières s'observent chez le fétus et le vieillard, c'est-à-dire aux deux extrémités de la vie ; les secondes, qui attaquent surtout l'âge adulte, sont au contraire des altérations profondes de la structure des os et diffèrent des premières par des caractères essentiels ; aussi est-ce seulement de ces dernières que nous nous occuperons.

Bien qu'on ne rencontre dans les écrits d'Hypocrate ni dans ceux des Latins, rien qui ait trait à l'ostéomalacie, il ne faut pas croire que cette affection n'ait été observée que dans les temps modernes ; nous voyons en effet dans l'observation de Gzuzius, médecin arabe, un fait qui prouve, que l'homme à aucune époque n'a été exempt de cette funeste maladie. On trouve dans les auteurs plus récents un grand nombre d'observations de ramollissement partiel des os ; on en trouve beaucoup aussi de ramollissement général, mais elles sont tellement incomplètes, qu'à peine elles peuvent servir à nous donner quelques renseignements sur cette affection. On ne s'y est presque pas occupé d'en rechercher les causes, dans le plus grand nombre la marche de la maladie n'est qu'ébauchée, et l'anatomie pathologique surtout y est complètement négligée. On s'est borné le plus souvent à n'indiquer le degré du ramollissement que par la facilité avec laquelle les os se laissent entamer par un instrument tranchant, que par leur plus ou moins grande flexibilité, sans donner le moindre détail sur l'aspect, la structure et la nature des altérations cadavériques. Cette absence des faits bien observés jointe à la rareté de la maladie, rareté telle, qu'il n'y a peut-être pas un seul médecin qui ait eu l'occasion d'ob-

server deux cas d'ostéomalacie générale et bien caractéri-
sée, explique pourquoi il a été toujours difficile d'en tracer
une histoire complète. Attaché aux hôpitaux de Paris, j'ai
eu l'occasion d'observer deux cas de ramollissement de
nature différente des os, dans ces établissements. Appuyé
sur ces observations, ainsi que sur celles plus ou moins
complètes que j'ai trouvées dans les auteurs, j'ai déjà
essayé d'en donner une histoire générale sous le titre de
*Mémoire sur le ramollissement des Os en général et sur ce-
lui du nommé Potiron en particulier*. Depuis cette époque
j'ai réfléchi encore sur ces faits, j'ai relu et examiné mûre-
ment ce qui a été écrit sur ce sujet, et de ces recherches
ont résulté pour moi sur cette singulière maladie, des
idées que je crois neuves encore et que je livre à la publicité, encouragé par la faveur avec laquelle a été accueilli
mon premier mémoire par le public médical, et par cette
conviction : *que s'il y a des organes dont l'étude approfondie
sous tous les rapports devrait nous dévoiler le secret du
mode de nutrition intime des tissus organisés de notre
corps, ce serait sans aucun doute les os*. En effet, la présence dans le sang des éléments organiques et inorganiques
dont les os sont formés, la texture si simple qui en résulte, la possibilité d'exercer une action au moins sur un
des éléments constitutifs de ces organes, tantôt à l'aide
de la chimie, tantôt par l'intermède des organes digestifs,
et cela par des agents que nous avons à notre disposition,
toutes ces circonstances nous autorisent à émettre cette
opinion. On comprend donc facilement que toutes les recherches, tous les travaux sur l'anatomie, la physiologie
et sur la pathologie du système osseux, deviendraient par
cela même d'une haute importance, en justifiant peut-être

un jour notre conviction, si ces travaux ne présentaient pas déjà un intérêt suffisant, en ce qu'ils éclaircissent des questions concernant les affections du système osseux, qui sont encore restées obscures malgré tout ce qui a été fait par des observateurs infatigables de tous les siècles. Aussi lectures des auteurs, observations des symptômes et de la marche de la maladie dans tous ses détails, examen cadavérique, observations microscopiques, analyses chimiques, tout a été mis à contribution pour arriver à un résultat le moins incomplet possible.

Étiologie.

Il y a beaucoup de vague et beaucoup d'obscurité dans ce que l'on a dit jusqu'à présent sur les causes de l'ostéomalacie ; on en trouve la raison, comme nous l'avons dit, dans le manque d'observations bien détaillées et bien circonstanciées. Recherchons d'après les faits qui existent ce qui peut être établi de plus certain sous ce rapport.

Si l'on réfléchit bien sur les maladies organiques du système osseux, on ne peut disconvenir *que les os ne soient des organes dans lesquels il ne se développe jamais spontanément d'altération profonde, attaquant leur structure intime, sans qu'il existe dans l'organisme un vice quelconque qui exerce son action sur toute la constitution.* Ainsi il ne se développe jamais de tubercules, de carie ou de nécroses, d'exostose spontanée, sans que l'individu soit lymphatique ou scrophuleux, sans qu'il ait été affecté de syphilis, de scorbut, etc. Or le ramollissement des os attaquant plus que toute autre affection la structure intime de ces organes, et consistant dans une altération profonde de leur nutrition, ne peut se développer que sous l'influence de certaines maladies qui existent déjà dans l'organisme. Et s'il y a des faits qui semblent ne pouvoir se concilier avec notre manière de voir, on ne peut l'attribuer qu'au peu de détails que les observateurs nous ont laissés, au peu de soins surtout qu'ils ont mis à rechercher les causes de ces singulières altérations.

Les affections qui, d'après les faits les mieux avérés, ont été causes prédisposantes de l'ostéomalacie, sont :

1° *Le rachitisme.* Nous espérons l'établir d'une manière positive, nous réservant de démontrer plus loin que, contrairement à l'opinion de Wilson, MM. Lobstein et Guérin, qui ont voulu établir une différence complète entre le ramollissement des os et le rachitisme, ces deux affections ne sont souvent que deux degrés du même état morbide des os. Nous donnerons en preuves les observations rapportées par Buchner et Duverney, celle de Bernard d'Armagnac, et surtout celle de Potiron.

Tous les sujets de ces observations, en effet, ont été noués dans leur enfance ; chez tous, quelques os étaient plus ou moins déviés. Mais chez les uns le rachitisme, marchant d'une manière lente, chez d'autres même restant stationnaire sous l'influence des circonstances extérieures ou des médications appropriées, leur a permis parfois d'atteindre un âge assez avancé ; mais lorsque ces malades, qui avaient conservé toujours leur fâcheuse prédisposition, se sont trouvés dans des circonstances plus favorables au développement de la maladie, plus pernicieuse d'ailleurs pour les adultes que pour les enfants, elle reprenait sa marche progressive ; et, après avoir amené les altérations dont nous nous occupons, conduisait enfin ces malheureux au tombeau. Les divers degrés de déviation et de ramollissement de différents os chez ces individus confirment aussi notre opinion, car ce sont les os des extrémités inférieures, ceux du bassin, ceux des extrémités supérieures, le rachis et le thorax, qui sont successivement ramollis et déviés, comme cela arrive dans le rachitisme, d'après le témoignage de M. Guérin lui-même. La comparaison des altérations de texture, altérations qui sont à peu près les mêmes dans l'une et l'autre affection, si ce n'est que dans l'ostéomalacie le ramollissement est beaucoup plus avancé, cette comparaison, disons-nous, va nous fournir de nouvelles preuves.

En effet, tous les auteurs qui ont écrit sur le rachitisme ont noté des lésions à peu près identiques à celles que nous avons trouvées dans les os les moins altérés du nommé Potiron : ainsi, la flexibilité des os, la possibilité de les tordre sans les rompre, la porosité de la surface qui permet la transsudation d'une sérosité sanguinolente par la pression, la faculté de les couper comme un cartilage ; et à l'intérieur la spongiosité du tissu, l'écartement des lamelles du tissu compact, et surtout les extravasations sanguines, qui se font soit dans les cellules du tissu spongieux, soit dans celles formées par l'écartement des lamelles du tissu compact, soit enfin dans les foyers plus ou moins grands qui résultent de la distension des cellules osseuses, ou se trouvent formés par le canal médullaire, toutes ces altérations osseuses, excepté qu'elles sont plus avancées, sont les mêmes que celles que l'on trouve dans le rachitisme.

2° *Le cancer*. Après le rachitisme, le cancer est la cause

la plus fréquente de l'ostéomalacie, et si nous n'avions pas tous les jours des exemples qui nous montrent les fâcheux effets des affections cancéreuses sur le système osseux ; si, en outre, nous n'en trouvions pas dans les auteurs des observations bien constatées, celles que nous avons observées et que nous joignons à notre travail établiraient, d'une manière incontestable, que le cancer même circonscrit d'un organe quelconque peut donner lieu, tantôt seulement à une fragilité, tantôt à un ramollissement complet, à une dégénérescence squirreuse ou encéphaloïde des os. Je me rappellerai toujours d'un homme de 70 ans à peu près, que j'ai vu à Bicêtre, et qui portait depuis bien des années un ulcère cancéreux à la jambe droite ; les douleurs insupportables que le malade y ressentait déterminèrent M. Rochoux, qui remplaçait à cette époque Murat dans son service, à lui faire l'amputation de la cuisse ; après l'incision des parties molles, deux traits de scie suffirent pour diviser le fémur. A l'examen, on a pu voir que le canal médullaire dans les os longs du membre amputé avait disparu, et a été remplacé par du tissu spongieux très raréfié, qui s'écrasait sous la moindre pression du doigt ; et le tibia, divisé suivant sa longueur, ne présentait presque pas de tissu compact ; le tissu spongieux qui formait son intérieur, débarrassé d'une graisse huileuse très abondante, était blanchâtre, très peu vasculaire, et avait l'aspect d'un morceau de sucre trempé dans l'eau, puis retiré de ce liquide après y avoir séjourné quelques instants. Blandin a opéré (1) d'un cancer à la mamelle une femme, qui quelque temps après se fractura, sans cause ap-

(1) *Lancette Française*, t. VI, p. 522.

préciable, le col du fémur ; après sa mort, qui survint au bout de quelques jours, on trouva tous les os longs ramollis et contenant, au lieu de la substance médullaire, du tissu encéphaloïde. Nous ne voulons pas dire que la préexistence d'un cancer dans un autre organe soit nécessaire pour que le tissu osseux fût atteint des dégénérescences de même nature ; nous croyons, au contraire, que les os aussi bien que les autres organes peuvent être attaqués primitivement du cancer, par suite d'une prédisposition ou d'un vice cancéreux.

3° *Le scorbut.* Lorsque le scorbut attaque tout l'organisme, lorsqu'il est arrivé au plus haut degré de développement, il amène aussi des altérations profondes dans les os, par suite desquelles ces organes, sans qu'il s'y forme de dégénérescence quelconque, sont abreuvés de sang, deviennent en outre poreux, légers, fragiles, se ramollissent enfin, comme nous le verrons par les observations que nous rapporterons plus bas.

4° *La syphilis.* L'influence de la syphilis sur le ramollissement des os n'est pas aussi évidente que celle des affections précédentes. Des faits indubitables prouvent que les maladies vénériennes, lorsqu'elles deviennent constitutionnelles, exercent leur action destructive sur le système osseux ; que ce sont elles, par exemple, qui produisent le plus souvent les exostoses, qui donnent lieu aux douleurs ostéocopes, qui produisent les caries et même des nécroses, par suite des affections du périoste ; mais il n'est pas aussi certain que la syphilis ait été jamais une cause du ramollissement général des os. Et bien qu'à la suite de ces accidents secondaires ou tertiaires, quelques os, dans des points circonscrits, soient devenus quelquefois plus poreux, plus fragiles et plus cassants, ces altérations ont été trop limitées pour qu'on puisse les comparer à un véritable ramollissement.

5° *Les scrophules.* Il n'existe pas de faits qui prouvent manifestement que la constitution scrophuleuse ou la constitution lymphatique aient jamais donné lieu directement au ramollissement des os, car nous n'admettons point les caries scrophuleuses, les tuberculeuses, etc., dans ces organes, comme appartenant à l'ostéomalacie; mais cette constitution prédisposant au rachitisme et le déterminant même chez quelques individus, nous avons cru pouvoir la considérer comme cause indirecte du ramollissement des os.

6° *La vieillesse.* Enfin, nous n'avons pas besoin de suivre toutes les modifications que subit le système osseux, à mesure que nous avançons en âge ; tout le monde sait que dans la vieillesse, par suite, soit d'une nutrition incomplète, soit d'une résorption interstitielle, soit enfin de l'usure par les fonctions qu'ils ont exécutées pendant de longues années, il survient dans l'organisation des os un changement qui a pour résultat le plus ordinaire leur fragilité. Or, on conçoit bien que chez un individu très âgé, se trouvant dans des privations de toute espèce, dans la misère, etc., bref dans des conditions fâcheuses pour sa constitution, les os peuvent atteindre un plus grand degré de fragilité, avec des altérations plus ou moins profondes de leur structure, et être amenés à l'état d'ostéopsathyrose. A l'appui de cette assertion, nous rapporterons plus loin des observations qui n'ont évidemment que la vieillesse comme cause de cette altération osseuse.

Quant aux autres causes de l'ostéomalacie qui ont été

rapportées par les auteurs, comme le diabète, les diverses métastases, telles que celles des maladies de la peau, de la plique polonaise, celle du lait, la disparition d'un goître, l'abus du mercure et l'onanisme, les faits sur lesquels on s'appuie pour les admettre sont trop incomplets, trop peu détaillés et trop isolés, pour que nous puissions les considérer comme capables de produire le ramollissement des os. Si quelquefois on a, avec raison, attribué à la misère le développement de la maladie, cela n'arrive que parce que les privations des choses indispensables à notre existence, en altérant profondément notre constitution et amenant un trouble dans la nutrition de tous les organes, donnent lieu à l'une ou l'autre des affections que nous considérons comme causes, et par suite à l'ostéomalacie.

Plusieurs auteurs ont voulu trouver quelque liaison entre le développement de cette maladie et l'existence des calculs, le rhumatisme et la goutte. Mais s'il y a une liaison entre les calculs et l'ostéomalacie, ce n'est certainement pas celle de causes à effet ; car il est évident que les os ne sont pas ramollis parce que l'individu a été calculeux. La fréquence des calculs tient, sans aucun doute, à ce que les individus qui en sont affectés sont condamnés, par cela même, à rester au lit pendant des années entières ; or, on sait quelle tendance a le phosphate de chaux à se déposer, et l'on comprend quelle influence doit avoir sur la formation de ces concrétions calcaires, dont il fait la base, un repos prolongé, joint à la proportion plus grande de ce sel que charrient les urines dans ces affections. Quant au rhumatisme et à la goutte, nous pensons qu'il n'y avait qu'une erreur de diagnostic, les observateurs

ayant pris les douleurs qui précèdent toujours le ramollissement pour des douleurs goutteuses et rhumatismales.

Pour ce qui concerne encore la fréquence de cette maladie, Prosch dit, quant au pays (1), qu'elle a été observée
dans toutes les contrées, en Angleterre comme en France,
en Allemagne comme en Italie et en Suisse, dans les villes
maritimes, ainsi que celles qui sont situées sur le bord
des fleuves, dans les plaines comme sur les montagnes ;
mais elle n'est pas plus commune, d'après cet auteur, dans
les pays où le rachitisme est endémique.

Il y a des faits qui prouvent que l'ostéomalacie affecte
tous les âges ; on l'a observée chez le nouveau-né, et même
chez le fœtus dans le sein de la mère, dans le jeune âge,
chez l'adulte et même chez le vieillard jusqu'à l'âge de
70 ans (2), comme le prouvent les faits rapportés par Za-
cutus Lusitanus, Henkel, Bordenave, Eckman. Mais il n'en
est pas moins vrai que cette maladie est particulière à
l'âge adulte, et l'on pourrait le prévoir, les maladies que
nous avons données comme causes prédisposantes de
l'ostéomalacie affectant surtout les personnes de cet âge.

Sur trente-deux observations que j'ai trouvées dans les
auteurs, ou que j'ai eu l'occasion d'observer, il y a :

1 nouveau-né.
8 de 16 à 30 ans.
6 de 30 à 40 »
3 de 40 à 50 »
4 de 50 à 60 »
2 au-dessus de 60, c'est-à-dire 61 et 63.
8 dont l'âge n'est pas indiqué, mais, d'après

(1) *Commentatio de osteomalacia adultorum,* in-4, HEIDELBERG, 1855.
(2) Le malade amputé par M. Rochoux.

les histoires de ces malades, on peut juger qu'ils avaient l'âge de 20 à 40 ans.

Quant au sexe, les femmes en sont beaucoup plus souvent affectées que les hommes, puisque, d'après quelques auteurs, sur treize malades il y en a dix qui appartiennent au sexe féminin. Et, d'après notre calcul, sur les 32 faits que nous avons examinés, il y a :

23 femmes.

8 hommes et 1 nouveau-né.

Cette disproprtion du nombre des femmes à celui des hommes dans cette affection, s'explique par la raison que les couches ont été une cause déterminante assez fréquente de l'ostéomalacie, puisque, dans le nombre d'observations précité, nous en avons trouvé cinq dans lesquelles la maladie succéda immédiatement à l'accouchement.

Eckmann nous rapporte un fait qui prouverait que l'ostéomalacie peut être héréditaire ; nous ne voulons pas nier que cela soit vrai pour le cas d'Eckmann, où tout une famille juqu'à sa troisième génération a été affectée de rachitisme, on peut l'admettre aussi pour les cas où le ramollissement des os est produit par cette affection, le rachitisme étant souvent héréditaire ; mais lorsque l'ostéomalacie est la suite du cancer, du scorbut, etc., elle ne serait héréditaire qu'autant que les enfants auraient hérité de ces mêmes maladies.

Pour ce qui concerne le ramollissement local qui n'occupe qu'un seul os ou une partie d'un os, il est dû presque toujours alors à une cause locale, comme à une ostéite, une périostite ; il accompagne souvent le spina ventosa, les épanchements de sang, de sérosité ou de pus, il se montre simultanément avec les hydrocéphales, avec les hydrorachis, les hydropisies du sinus maxillaire, ainsi qu'avec diverses tumeurs encéphaloïdes et polypeuses, qui se développent dans le crâne, l'orbite ou les fosses nasales, ramollissent et distendent les parois de ces cavités avant de paraître à l'extérieur.

Enfin, je ne fais que mentionner, sans y attacher la moindre importance, la plante dont il est parlé dans le quadripartitum Hafinense Simonis Pauli, qui existerait en Norwège, se nommerait *herba ossifraga*, et qui aurait la propriété de ramollir les os des animaux qui s'en nourrissent. Ajoutons pour en finir que les paysans traitent ces animaux en leur donnant des os calcinés à manger.

Nature ou cause prochaine de la Maladie.

L'ostéomalacie est une maladie dont les observateurs de toutes les époques, après en avoir recherché la nature, ont fini par donner de son développement des explications qui se ressentent des idées qu'on se formait de leur temps de la structure et du mode de nutrition des os.

Quelques auteurs parmi les plus anciens, en nous donnant des observations du ramollissement des os, ont dit que les individus affectés d'ostéomalacie naissaient sans os. D'autres connaissant la structure des os, sachant qu'ils sont composés d'une matière organique et d'une matière terreuse, susceptible de disparaître sous l'action chimique de différents agents, ont fait des expériences avec diverses substances capables de ramollir les os, et, après avoir obtenu ce résultat, en ont conclu à la présence d'agents analogues dans l'organisme, agents sous l'influence desquels survenait le ramollissement.

Ainsi Hérissant exprimait le suc huileux des os cariés des individus affectés de syphilis ou de scorbut, faisait macérer, dans ce liquide, des os sains, et les trouvant ramollis au bout de plusieurs jours, il admettait dans l'ostéomalacie l'existence d'une graisse rance et pourrie, comme cause prochaine de la maladie. Navier, après avoir fait de nombreuses expériences qui consistaient à ramollir les os par différents acides, supposait la présence d'un acide quelconque dans l'organisme, pour expliquer l'ostéomalacie. Mais il n'a pas été plus heureux que Morgagni, qui, après avoir rappelé, dans sa 58ᵉ lettre, ce que Ruisch a observé, c'est-à-dire que des côtes conservées en un liquide acide s'étaient ramollies, et que tous les os de l'homme pouvaient également se ramollir dans un acide, ajoute lui-même : « Ne voit-on pas, « d'après cela, la raison de la maladie mémorable, dont « fut affectée, en France, une fille qui avait tous les os « mous comme de la pâte? » Car l'une et l'autre de ces opinions sont sans fondement, puisqu'elles ne s'appuient que sur des expériences chimiques, mais nullement sur les observations et les recherches cadavériques. Pringle, en effet, et d'autres auteurs disent positivement que dans les os ramollis d'une manière maladive, ils n'ont trouvé de liquide ni acide, ni alcalin ; nous en dirons autant, d'après les résultats que nous avons obtenus dans nos expériences, sur les restes de Potiron. Renard explique aussi le ramollissement des os par une surabondance d'acide phosphorique ; mais, d'abord, il faudrait démontrer la présence de cet acide dans le corps du malade. Mais outre que cet acide

n'existe pas en plus grande quantité, Renard, aussi bien
que les auteurs précédents qui, comme lui, ont admis la
présence d'un acide dans l'organisme, Renard n'eût pas
mis en avant cette opinion, s'il eût réfléchi que dans
cette affection, il n'y a pas seulement une simple disparition des sels calcaires, mais qu'il y a aussi un changement de structure, une dégénérescence de tissus, ce
qu'un acide n'a jamais produit dans un laboratoire.

Lorsque Morand attribue l'ostéomalacie à ce que, dit-il :
« La matière gypseuse qu'il a trouvée dans les urines,
« n'était, sans doute, autre chose que la substance ter-
« reuse apportée avec le sang par les artères, pour donner
« la dureté convenable aux os, mais qu'étant privée de
« cette viscosité nécessaire, pour pouvoir s'attacher dans
« les cellules osseuses, repassait avec celle qui y était
« déjà, et qui se fondait dans les organes secréteurs et
« excréteurs, etc. » Il prend évidemment l'effet pour
cause, car il est clair que le phosphate de chaux ne se
trouve en plus grande quantité dans les urines, que parce
qu'il existe un trouble dans la nutrition interstitielle des
os, qui fait que ce sel n'est pas déposé dans la trame de
ces organes; d'ailleurs nous avons trouvé ce phosphate
calcaire chez Potiron, non seulement dans les urines,
mais même sous forme de cristaux dans le liquide sangui-
nolant qui remplissait l'intérieur des os.

L'opinion de Caspari qui admet l'inflammation pour
cause de ramollissement, n'est pas exempte de vraisemblance au moins pour quelques cas. En effet les douleurs
violentes qui accompagnent l'ostéomalacie, la chaleur gé-
nérále, le gonflement et la séparation facile du périoste,
la dissolution de la moelle qu'on observe sur les cadavres,

enfin, la présence d'une grande quantité de sang qu'on trouve dans les os, parle trop pour un état inflammatoire de ces organes pour qu'on puisse ne pas le remarquer.

Duverney, après avoir exposé 1° que les os les plus durs se ramollissent en bouillant dans la machine de Papin ; 2° Que des os de pied des animaux se ramollissent aussi par la macération au point de pouvoir être mangés ; 3° Que la corne se ramollit également dans l'eau chaude ; 4° Que les branches des arbres qui sont très dures, deviennent tendres au printemps, lorsqu'elles sont arrosées d'une nouvelle sève ; Duverney pense que la même chose peut arriver chez l'homme, lorsque la moelle et les sucs nourriciers des os deviennent très aqueux, très abondants, et se chargent d'un sel de la nature ammoniacale. Mais autant les faits sur lesquels il s'appuie sont vrais, autant est fausse la conséquence qu'il veut en tirer pour les os de l'homme vivant ; parce que d'abord ces os ne se trouvent nullement dans les mêmes conditions que les corps dont il parle plus haut, et, qu'enfin l'état de la moelle et les sucs nourriciers dont il fait mention, n'est qu'une pure hypothèse.

Voici l'explication que M. Pravaz donne de l'ostéomalacie : « Quoique l'anatomie n'ait pas découvert de vais-
« seaux lymphatiques dans les os, il faut cependant
« admettre qu'ils en reçoivent pour reprendre les ma-
« tériaux apportés par les artères. Lorsqu'un équilibre
« parfait se maintient entre le pouvoir qui sépare du
« sang la substance calcaire des os, et celui qui est
« chargé de s'en saisir, leur solidité reste la même ;
« mais s'il arrive que la première de ces puissances de-

« vienne relativement plus faible, alors les parties plus
« dures peuvent être ramenées à la mollesse de la cire. »
En admettant même que M. Pravaz ait raison de supposer
des absorbants dans les os, et d'expliquer le ramollissement du tissu osseux par leur action augmentée, il lui
serait difficile de dire pourquoi ces absorbants ne reprennent pas plutôt la matière organisée, que la matière
calcaire des os, ainsi que de nous donner la cause de la
dégénérescence des mêmes organes.

Si l'on excepte l'opinion de Caspari, laquelle, appuyée
au moins sur des symptômes et sur quelques altérations
qu'on trouve dans cette affection, offre un certain degré
de probabilité, toutes les autres ne sont que de pures
hypothèses, et Thomassin (1) les a bien appréciées en
disant : « Les recherches des physiciens et des ana-
« tomistes sur la structure des os, ont conduit à des
« découvertes importantes, mais quelle que soit l'utilité
« de ces connaissances, elles ne nous fournissent presque
« rien pour expliquer le ramollissement des os dans un
« sujet vivant, et il est probable qu'on ne l'expliquera
« jamais d'une manière satisfaisante, surtout chez les
« adultes. Ira-t-on croire qu'il existe, dans les fluides des
« sujets rachitiques, des acides analogues à ceux que la
« chimie nous fournit ? » Plus loin il continue : « Quel-
« ques auteurs du siècle dernier, qui ont voulu expliquer
« le ramollissement et la courbure des os, ont tenté quel-
« ques expériences pour les ramollir par art ; mais la ma-
« cération des os par l'huile, leur destruction dans la
« machine à Papin, sont peu concluantes. La comparaison

(1) *Journal de Médecine Chirurgicale, etc.*, t. xliii, p. 222, 1775.

« qu'ils font des os avec la corne des animaux, n'est pas
« admissible, ces parties étant absolument différentes.
« Glisson et Mayow qui ont écrit sur cette maladie vers
« la fin du XVIe siècle, enfantèrent chacun un système par-
« ticulier pour en expliquer les principaux phénomènes ;
« mais comme ces auteurs ont laissé la nature pour sui-
« vre leur imagination, on a rangé leur hypothèse dans
« la classe des productions éphémères d'un siècle dans
« lequel on avait la manie de vouloir tout expliquer. La
« difficulté de pénétrer le comment d'une maladie ou
« d'une opération de la nature, doit être un motif d'en
« rechercher, avec plus d'empressement, l'observation,
« parce que c'est elle seule qui peut élaguer les diffi-
« cultés. »

Après avoir démontré tout ce qu'il y a d'erroné, tout
ce qu'il y a d'insoutenable dans les explications précédentes, exposons maintenant ce qu'on peut penser du développement de cette maladie, d'après ce que nous apprennent les observations sur la marche, les symptômes et les
altérations cadavériques, ainsi que d'après les connaissances que nous avons sur l'organisation et la nutrition
de nos tissus.

Les parties qui concourent à la nutrition de nos organes sont le sang, les vaisseaux capillaires et probablement les nerfs. De tous, le sang étant le plus important,
une altération quelconque de ce liquide doit exercer une
influence fâcheuse sur notre organisme, et de la qualité
de cet élément, essentiellement nutritif, dépendra aussi
l'intégrité de la nutrition des tissus de notre corps. L'état
du sang, d'un autre côté, est subordonné lui-même à diverses circonstances, dont les unes nous environnent,

comme l'air, le climat, les aliments, toutes les privations, etc.
dont les autres sont dans notre organisme, c'est l'état sain
ou morbide des organes qui concourent à l'élaboration de ce
liquide ; or, le sang contenant les matières nutritives qui
doivent être assimilées aux tissus de nos organes, il peut
arriver que les propriétés et la composition de ce liquide
soient altérées à un tel point que ces tissus, loin de pouvoir s'assimiler leurs éléments respectifs, s'approprient ou
plutôt reçoivent du sang vicié des substances qui sont
étrangères à leur organisation, et de cette manière ils donnent lieu à ces altérations profondes, à ces dégénérescences que nous observons tous les jours. Il serait superflu
d'observer que ces altérations du sang ne sont pas de
pures hypothèses, car, sans ajouter foi aux assertions de
Lobenwald, qui dit que dans un cas de scorbut le sang
était tellement corrosif qu'une seule goutte tombée
sur la main y fit développer une ampoule, ni à celles de
Sennert qui, en parlant d'un scorbutique, affirme que son
sang était tellement âcre en sortant des narines qu'il brû-
lait le linge sur lequel il était répandu. Tout le monde sait
que le sang subit dans les affections scorbutiques, scrophuleuses et rachitiques, etc., des altérations très graves
et bien appréciables, et l'on sait en outre que les altérations du sang, loin d'être les mêmes dans ces affections,
diffèrent essentiellement.

Or, si l'on fait des applications de ce qui a été dit plus
haut à l'ostéomalacie, on comprendra facilement le mode
de développement des altérations du tissu osseux dans cette
affection ; on concevra en outre que des altérations différentes du sang doivent entraîner aussi des altérations différentes dans le tissu des os, et, en effet, l'état des os, qui

sont arrivés au plus haut degré du rachitisme, n'est pas
le même que celui des os ramollis par le cancer, le scorbut, etc., comme nous le développerons dans les réflexions
que nous ajouterons plus loin à chaque groupe d'observations.

ANATOMIE PATHOLOGIQUE.

Les altérations que les os présentent dans cette affection ne sont pas toujours les mêmes, elles diffèrent sous
le rapport des formes, sous le rapport de l'aspect et sous
celui de leur structure, selon les divers degrés et les divers
genres de ramollissement.

Déformations. Quelquefois les os, faiblement ramollis,
conserveront leur forme, leur longueur et leur direction
normale, d'autres fois, quand le ramollissement est très
avancé, ils se raccourcissent et rentrent en quelque sorte
en eux-mêmes, sans trop se dévier de leur direction. Mais
le plus souvent, et surtout lorsque le malade a continué à
faire des mouvements, malgré la mollesse de ses os, on
peut voir divers degrés de déformation sous le rapport de
l'épaisseur et de la direction, depuis de légères déviations
jusqu'aux torsions et aux incurvations les plus exagérées
et les plus extraordinaires. Les os du crâne se déforment
rarement, mais ils s'épaississent, et leurs sutures disparaissent entièrement ; la même chose peut être dite des os
de la face, dont l'os maxillaire inférieur acquiert quelquefois une grande épaisseur (1).

La colonne vertébrale se déforme presque toujours, elle
subit des incurvations latérales, et les courbures antéro-

(1) Observation de Potiron plus loin.

postérieures sont considérablement augmentées, elle se raccourcit même quelquefois par un affaissement plus ou moins complet d'un ou de plusieurs corps de vertèbres ramollis (1).

Les côtes se courbent aussi et forment au niveau des articulations synchondrocostales, des angles droits, de là la poitrine carrée, ou en se déprimant fortement sur les côtés, elles font proéminer le sternum en avant, de là la poitrine de pigeon. Les clavicules augmentent leurs courbures naturelles, les omoplates se voûtent, les humérus éprouvent des torsions autour de leur axe, de dehors en dedans ; ils forment en outre des zig-zags plus ou moins prononcés. Les courbures des os, des avant-bras et des mains sont légères parce que le ramollissement y est ordinairement moins avancé que dans les autres os. Les os du bassin se déforment également et produisent des rétrécissements, des détroits et de la cavité pelvienne, ce qui rend les accouchements difficiles. Presque toujours il y a des fractures de quelques os qui n'ont pas été observées pendant la vie, le plus souvent elles ne présentent aucune consolidation ; quelquefois on les a vues réunies par une matière glutineuse, qui s'est déposée entre les bouts des os fracturés ; souvent il s'est formé de fausses articulations à la place des fractures ; rarement enfin on a vu un véritable cal s'élever en anneau autour de l'os cassé (2).

Si les os ramollis restaient en repos sur un plan horizontal, s'ils étaient soustraits à toute influence extérieure, s'ils n'étaient pas enfin soumis à l'action incessante des

(1) Même observation.
(2) Renard, ramollissement des os d'une femme.

forces musculaires, il est évident que quel que fut le degré du ramollissement, ils conserveraient toujours leur forme et leur direction naturelles ; mais on conçoit que servant de leviers, de points d'attache aux organes actifs du mouvement, qui non-seulement par ordre de la volonté, mais aussi par la contractilité, par l'élasticité qui leur sont propres, exercent sans cesse leur action sur les os, on conçoit, disons-nous, sans peine, comment les muscles ont amené et amèneront toujours ces déviations dont nous venons de parler, pour peu que l'ostéomalacie soit arrivée à un degré où les os présentent moins de résistance que celle dont ils ont besoin pour ne pas céder à l'influence de la contraction musculaire, une fois cette influence reconnue comme cause principale de ces déviations, on voit de suite que les os devront se courber du côté qui donne attache aux muscles, que lorsqu'il y a des muscles antagonistes dans des régions opposées, les courbures se feront dans le sens des muscles plus forts, qu'enfin, un os ramolli, entouré de tous les côtés par des muscles d'une force à peu près égale, au lieu de se courber d'un côté ou de l'autre, se raccourcira en faisant des zig-zags, ou bien en rentrant en quelque sorte en lui-même. Tel était le cas du membre inférieur droit de Potiron, comme on le verra dans l'observation qu'on trouvera plus loin.

Un des faits qu'on observe dans l'ostéomalacie et dont nous avons parlé plus haut, est la difficulté avec laquelle se fait la consolidation des fractures ; en effet, nous trouvons bien peu d'observations dans lesquelles ces solutions de continuité aient été réunies par un cal osseux ; dans le plus grand nombre des cas, et chez Potiron en particulier, on n'a trouvé aucune trace de travail réparateur, quelques

os seulement ont été réunis par une espèce de tissu fibreux. Pour ce qui concerne cette difficulté de la consolidation des fractures dans les os ramollis, il ne pouvait
en être autrement dans une maladie dont le caractère es-
sentiel est la tendance au ramollissement et à la destruction
de la substance terreuse des os, car c'est pour cette raison
que le cal ne peut acquérir le degré de solidité qu'il acquiert
dans l'état physiologique de ces organes ; aussi tous les
appareils contentifs appliqués pendant longtemps sont
restés sans résultat dans des cas pareils, et cela arri-
vera nécessairement tant que la thérapeutique ne possè-
dera pas un moyen efficace contre une maladie dans laquelle les fractures ne sont que des symptômes.

Propriétés physiques des Os.

Il est rare que les os conservent leur épaisseur et leur
couleur naturelles ; le plus souvent ils sont gonflés, surtout les os spongieux et les extrémités des os longs ; les os
plats le sont assez uniformément ; leur couleur peut être
jaune, d'un blanc grisâtre, d'un rouge brun, et même
violacée. Leur consistance est plus ou moins molle
au toucher, depuis la mollesse d'un os ramolli par un
acide jusqu'à celle d'un muscle, et même d'une matière
pulpeuse ; tous sont plus ou moins flexibles, ou bien plus
ou moins fragiles, quelquefois même très friables. La mollesse et la flexibilité des os ont été comparées par plusieurs auteurs à celle de la cire (1).

La surface des os perd son poli, devient légèrement rugueuse et comme corrodée, elle est criblée de petits pores
inapercevables à l'œil nu, mais qui deviennent visibles

(1) *Mercure de Mars,* 1700, p. 156.

quand on comprime l'os, par le liquide qui en sort. Il y a toujours quelques os qui résistent à un instrument tranchant : la plupart se laissent entamer avec le scalpel, quelquefois ils lui offrent moins de résistance que le tissu musculaire.

Pour ce qui concerne la couleur des os dont nous venons de parler, il ne faudrait pas croire que nous considérons les changements sous ce rapport, comme ayant lieu dans la trame proprement dite du tissu osseux, car pour décrire ces colorations variées nous avons examiné la surface des os sans entamer leur substance ; dans ce cas, en effet, ces différentes couleurs tiennent à la coloration des liquides et des tissus de nouvelle formation que les os contiennent dans leur intérieur, puisque dans ces os, lorsqu'on les a débarrassés des liquides, de la graisse et de la substance dégénérée, altérée sous d'autres rapports, ils avaient conservé leur couleur naturelle.

Altérations de la structure des os. Les altérations que présentent la structure des os peuvent être divisées en deux degrés ; dans le premier le tissu osseux est encore conservé, bien qu'il soit devenu plus élastique, plus flexible ou plus fragile, il n'y a jusqu'à présent qu'une modification sous le rapport de la plus ou moins grande quantité de la substance organique et inorganique des os. Dans le second il n'y a pas seulement une diminution de l'un ou de l'autre de ces deux éléments constitutifs, mais il y a une disparition plus ou moins complète du tissu osseux, qui est remplacé par les différentes dégénérescences dont nous allons parler plus loin.

Dans le premier cas les altérations se présentent sous deux formes diverses : 1° Le tissu osseux offre une cer-

taine dureté, ne se laisse pas déprimer comme un corps
élastique en reprenant sa forme première, mais il cède
brusquement et se casse sous la pression du doigt contenant encore une certaine proportion de sels terreux, il
résiste à la section de l'instrument tranchant et ne peut
être divisé que par la scie; alors on voit que le tissu osseux
est très raréfié, que le tissu compact a presque entièrement
disparu et a été converti en un tissu spongieux dont les
cellules agrandies ont envahi le canal médullaire : les parois
de ces cellules sont très minces et très fragiles, elles sont
remplies d'une sérosité épaisse et surtout de beaucoup de
graisse diffluente qui donne une couleur jaune aux os, et
dont on a de la peine à les débarrasser, et si l'on parvient
à faire disparaître ces matières, les os deviennent très légers et très cassants. Ces mêmes parois sont criblés de petits trous au moyen desquels les cellules communiquent
ensemble ; d'autres fois le tissu compact, sans avoir été converti en tissu spongieux, est devenu plus mince, plus poreux, le canal médullaire s'est agrandi, il y a, en un mot,
une sorte d'atrophie ; dans tous ces cas, les os se cassent
très facilement, et alors il y a fragilité des os.

Une seconde variété du premier degré de ces altérations
des os, est celle où le tissu osseux n'a pas non plus disparu, on voit encore le tissu compact quoique plus ou
moins raréfié ; on reconnaît le tissu spongieux, seulement
plus ou moins modifié sous le rapport de la grandeur des
cellules et de leur disposition, mais dans ce cas les os sont
élastiques se laissent courber, déprimer, et même tordre
par une force extérieure, pour reprendre leur forme pri-
mitive, ils se laissent même couper avec un instrument
tranchant. Toutes ces propriétés nous sembleraient établir

une analogie entre ce degré d'altération des os et leur ramollissement chimique par un acide, si la présence dans
les cellules osseuses des différents liquides comme graisseux, albumineux et surtout sanguinolents, car on trouve
le plus souvent les os remplis d'un sang liquide extravasé,
n'était une preuve évidente, que ce n'est pas une simple
disparition des sels calcaires, mais bien qu'il existe un
dérangement, un trouble profond dans la nutrition des os.
Dans le second degré d'ostéomalacie, les altérations se
présentent sous des formes qui diffèrent, selon la cause
qui a donné lieu à l'affection. Ainsi les os ne sont pas
seulement ramollis par la disparition du phosphate de
chaux, ils ne sont pas seulement rendus fragiles par une
modification dans la proportion de leurs éléments constitutifs, mais ils sont en outre envahis par une substance
homogène d'une couleur tantôt blanchâtre, tantôt rosée,
tantôt d'un gris de perle, transparente, ressemblant sous
le rapport de l'aspect, de la consistance, de la manière dont
elle se laisse couper avec le scalpel, à un cartilage formant
des îlots plus ou moins étendus dans la substance osseuse,
qui paraissent s'étendre du centre à la circonférence en
envahissant les cellules environnantes, car on ne les observe que dans la substance spongieuse, c'est la *cartilagi-
nification* des os (1).

D'autres fois, toute la substance osseuse a disparu, ou
n'existe qu'à la surface des os où elle est réduite à des lamelles aussi minces que la coquille d'œuf; elle est rem-
placée par une dégénérescence molle, charnue, analogue

---

(1) *Isenflamm sur les os*, Colect. Hanover, Haller, t. viii, p. 321. Observation de Potiron.

à la substance du foie ou à celle des gencives (1), ressemblant quelquefois à la gélatine (2) ou à la substance du cerveau ramollie. Quelquefois elle constitue une masse squireuse sans trace de canal médullaire, sans trace de substance spongieuse, d'autres fois elle présente des aréoles assez considérables ou plutôt des kystes, qui ont plusieurs lignes de diamètre, et sont tapissés par une membrane lisse et mince. Cette substance, ainsi que les kystes, sont abreuvés d'un liquide rouge sanguinolent; ces derniers contiennent quelquefois un liquide jaunâtre huileux ou séreux. Il n'est pas rare de voir cette substance charnue très ramollie par place, et transformée en une matière pulpeuse, molle, rougeâtre, dans laquelle on trouve même des traces de matière purulente. Toutes ces formes d'altération des os peuvent être désignées sous le nom de *carnifications, de cancers,* et lorsqu'il y a des aréoles de *cancers aréolaires des os.*

Gooch (3) a trouvé dans le cadavre de sa malade, tous les os excepté les dents, ramollis à un tel degré, qu'aucun ne résistait à l'instrument tranchant; ceux des extrémités inférieures étaient les plus altérés, ils ne présentaient qu'une substance parenchymateuse, semblable à celle du foie, molle et brunâtre, sans aucune mauvaise odeur. Les os étaient tellement ramollis, qu'ils présentaient au scalpel moins de résistance que des muscles sains, quoique on rencontrât de loin en loin des lamelles osseuses de l'épaisseur d'une coquille d'œuf. Il ajoute que les os les plus com-

(1) *Éphemeride de Cur.*, d. III, a. II, p. 7. Observ. 3.
(2) *Archives de Médecine,* t. VIII, 1835.
(3) *Chirurgical Works,* t. II, p. 593, 1792.

pacts, et ceux qui contiennent le plus de moelle, étaient
les plus ramollis.

Sylvanus (1) nous rapporte les altérations suivantes :
Les lames externes des os étaient ramollies et tout-à-fait
membraneuses de l'épaisseur du péritoine, et contenaient
à la place du tissu osseux une substance de la consistance
du miel épaissi, rougeâtre, d'une odeur assez agréable. Il
n'y avait pas de trace d'os dans les jambes ni dans les bras,
excepté près des articulations qui étaient dissoutes en partie.

Courtial (2) a trouvé sur une femme tous les os excepté
les dents, d'une flexibilité extraordinaire, ressemblant à
des chaires fongueuses, molles et abreuvées d'une sérosité
sanguinolente.

Les os ramollis par le scorbut présentent des altérations
qui ne sont pas les mêmes que celles dans l'ostéomalacie
produite par une autre cause. Ainsi les os scorbutiques
sont abreuvés de sang, les surfaces articulaires en sont
remplies, les cartilages se décollent des os, sans paraître
altérés dans leur texture. La substance compacte disparaît
et se convertit en substance spongieuse, dont les cellules
sont abreuvées par un liquide rougeâtre, sanguinolent, qui
peut être exprimé avec facilité, le tissu des os est très mou,
très élastique et se déchire sous le plus faible effort.

Foderé (3) dit qu'on trouve les os ramollis, altérés dans
leur substance spongieuse séparés des cartilages, jaunes,
gris, raboteux à leur lame externe; de plus, cet auteur a
trouvé une fois les os maxillaires et ceux du nez ne for-

(1) *Philosophe Transact,* t. xli, p. 682.
(2) *Histoire de l'Académie des Sciences,* an 1700. Observ.
(3) *Dictionaire des Sciences Médicales, article scorbut.*

mant qu'une seule masse noire, pourrie, macérée, qu'on coupait comme du suif d'une odeur horrible, enfin les côtes étaient très cassantes. Poupart rapporte dans les mémoires de l'Académie des sciences, qu'il avait trouvé dans les autopsies faites à l'hôpital Saint-Louis, d'abord les épiphyses entièrement séparées, ce qui par le froissement des os produisait le cliquetis qu'on entendait pendant la vie des malades. Les côtes étaient séparées de leurs cartilages correspondants, et, en outre, comme les autres os, elles étaient cariées, noires, vermoulues, enflées et abreuvées d'une eau sanguinolente.

Nous rapporterons les altérations qu'on a trouvé sur le cadavre de M..., mort du scorbut, ouvert en présence de Rosen : les côtes avaient une grande facilité à se casser net et avec le même son que ferait le verre ; on a remarqué en outre que ces os étaient spongieux, tuméfiés et exostosés dans leurs extrémités ; intérieurement ils étaient d'une couleur rouge, remplis d'une infinité de vaisseaux sanguins très gros ; enfin ils étaient abreuvés d'une sérosité sanguinolente. Les extrémités des vraies côtes étaient beaucoup plus rouges, plus spongieuses que le milieu de ces os. Le sternum paraissait plus rouge, plus épais, et plus spongieux dans sa partie inférieure que dans sa partie supérieure, surtout dans son union avec les cartilages des côtes : la substance des clavicules n'était pas moins altérée.

Depuis le diaphragme jusqu'aux vertèbres cervicales, l'épine était exostosée dans toute sa longueur, rouge, spongieuse, et avait 20 à 25 centimètres de circonférence.

Les os du crâne étaient ramollis, spongieux, fragiles et se cassant net comme du verre, parsemés en dedans d'une infinité de petits vaisseaux sanguins d'un rouge vif, clair.

Le diploé était d'une couleur et de la consistance de pulpe sanguinolente.

La substance corticale du cerveau était sèche et friable entre les doigts, les ventricules remplis d'une sérosité roussâtre et sans odeur, etc.

Analyses chimiques. Les différences dans la proportion des éléments organiques et inorganiques des os qu'on observe dans cette maladie, et dont nous n'avons parlé que très vaguement, ont été déterminées avec précision par des analyses chimiques, et Davy a trouvé dans un cas, sur cinq parties d'os ramollis, deux parties de sels terreux; une autre fois, sur quatre parties d'os malades, une partie de phosphate de chaux.

Bostock nous donne pour résultat de ses recherches une partie de sels calcaires sur cinq; dans un autre cas, une partie de phosphate de chaux sur huit d'os ramollis.

Le docteur Rees donne dans *Guy's hospital Reports* du mois d'avril 1839, l'analyse suivante de quelques os ramollis en mettant en regard l'analyse des os sains, où l'on voit la différence entre la matière terreuse et la matière animale.

	Os ramollis.		Os sains.	
	Mat. Ter.	Mat. Ani.	Mat. Ter.	Mat. Ani.
Péroné. . . .	52,50	65,50	60,02	59,90
Côté.	50,00	70,00	57,49	42,51
Vertèbre. . .	26,15	75,87	57,42	42,58

A la suite de l'observation du nommé Potiron, nous rapporterons des analyses bien détaillées, qui ont été faites sur quelques os de ce sujet par M. Barruel.

Le périoste éprouve aussi des changements selon le degré du ramollissement du tissu osseux. Il conserve quelquefois son épaisseur et adhère peu aux os ; d'autres fois il est très épaissi et adhère d'autant plus intimement aux organes sous-jacents qu'ils sont plus ramollis ; cependant il conserve son aspect blanchâtre et sa structure fibreuse, et présente comme les os une grande vascularité.

Les cartilages et les ligaments sont bien conservés, cependant on les a trouvés décollés, quelquefois ramollis et même tout-à-fait dissous.

Quant aux autres organes, ils subissent aussi des altérations qui dépendent de la gêne, qu'ils éprouvent dans l'accomplissement de leurs fonctions par suite du ramollissement, et qui par conséquent ne peuvent être passées sous silence.

Dans la plupart des cas d'ostéomalacie, on a observé l'absence de la raideur cadavérique : ce phénomène tient sans aucun doute au rapprochement des extrémités des fibres musculaires produit par le raccourcissement des os, ainsi qu'au peu de solidité des points d'appui que fournissent aux muscles les os ramollis. La peau s'épaissit, surtout quand les sujets sont jeunes, cela tient à ce que le derme relâché dans le sens des courbures des os à un âge peu avancé conserve encore assez d'élasticité ou plutôt de contractilité pour revenir sur lui-même et pour s'épaissir, au lieu de faire des plis comme cela arrive chez les vieillards.

Les muscles suivent les déviations des os, mais ils sont pâles, flasques et atrophiés sans doute à cause de leur inaction. Les aponévroses et les tendons restent intacts ; les vaisseaux offrent des courbures qui suivent celles des os ; les nerfs au contraire se raccourcissent et s'épaississent.

Le cerveau dont on a vu rarement l'enveloppe osseuse déformée a toujours été trouvé sans lésion.

Les poumons ont été trouvés revenus sur eux-mêmes flasques, quelquefois engorgés, plus ou moins enflammés ou indurés, ils éprouvent quelquefois une espèce d'atrophie, comprimés qu'ils sont par la déformation de la poitrine, cependant il y a des cas où ils n'ont présenté aucune trace de tubercules, ce qui prouve que les obstacles purement mécaniques à la respiration ne sont pas une cause de la tuberculisation.

On a vu les vaisseaux et le cœur remplis de sang noir.

Le foie et la rate sont souvent très volumineux et durs, ce qui s'explique par la gêne de la circulation ; tous ces organes ont été observés dans des positions vicieuses. On n'a pas trouvé d'altérations appréciables dans le canal digestif, mais les glandes salivaires, les ganglions lymphatiques, et surtout les amygdales durs et volumineux.

Les organes urinaires sont presque toujours sans lésion aucune, seulement on a vu quelquefois des calculs ou des graviers, surtout dans les reins. Enfin il est à remarquer que les dents ne sont pas ramollies.

Pour ce qui concerne les altérations des os, on peut voir par ce qui a été dit antérieurement que les os ramollis sont ou fragiles, ou flexibles et élasiques, mais sans dégénérescence, ou bien que leur trame est transformée en divers tissus anormaux, de manière qu'elle est méconnaissable. Dans tous les cas les os sont remplis de différents liquides et le plus souvent par une sérosité sanguinolente, et même par du sang. Il n'est pas sans intérêt de remarquer ces extravasations, ces épanchements sanguins, on les observe dans ces organes ramollis, non seulement par le scorbut, mais aussi par les autres affections. On concevrait encore facilement la présence du sang dans les os scorbutiques, à cause de sa diffluence, à cause de son peu de plasticité dans cette maladie, mais on ne peut expliquer aussi aisément pourquoi il s'extravase de même dans les cas produits par le rachitisme, etc.

Nous trouverions de ce fait une explication tout-à-fait satisfaisante dans l'opinion de Bréchet, si elle était bien démontrée, car ce professeur pensait que le tissu spongieux des os, même dans l'état de santé, peut être rempli de sang veineux, que la membrane qui tapisse les parois des cellules du tissu sanguin n'est autre chose que la continuation de la membrane des canaux veineux, que les cellules osseuses sont par rapport aux veines la même chose que sont les cellules du corps caverneux par rapport aux mêmes vaisseaux. Mais en admettant même l'opinion de Bréchet comme bien prouvée, il faudrait toujours chercher dans l'altération de la composition du sang ou bien dans un trouble dans les fonctions des vaisseaux capillaires la dernière cause de ces extravasations sanguines, puisqu'on ne les observe pas chez les individus tout-à-fait sains, et la présence du sang dans les cellules de quelques os, comme les clavicules, les côtes, chez les pendus, n'affaibliraient nullement ma dernière remarque, car ces épanchements sanguins ne sont qu'une suite du genre de la mort.

La présence du sang dans le tissu osseux une fois établie, quelle qu'en soit du reste la cause, il sera facile de nous rendre raison de ces différentes altérations que nous observons dans l'ostéomalacie. En effet, dans quelques cas, le sang extravasé ayant conservé sa plasticité, susceptible de se coaguler, s'organise et forme ces dégénérescences, ces tissus anormaux que nous avons décrits ailleurs;

dans d'autres cas au contraire, dans le scorbut surtout, le tissu osseux se raréfie, il est vrai, la substance compacte disparaît, mais le sang dont les os sont abreuvés ayant perdu la propriété de se coaguler et de s'organiser, reste liquide et ne forme point de ces productions qui existent dans les cas précédents, aussi ne voit-on pas ces dégénérescences dans les os scorbutiques. Quant aux analyses chimiques, auxquelles Boyer attache une si grande importance, elles ne servent, je pense, qu'à constater ce qu'on a déjà observé par les sens, c'est-à-dire un ramollissement plus ou moins avancé, une disparition plus ou moins complète d'un des éléments constitutifs du tissu osseux ; mais elles n'apprennent rien ni sur la nature, ni sur les causes, ni sur le traitement de cette maladie, elles sont dépourvues de toute utilité pratique, surtout lorsqu'elles ne sont accompagnées d'aucune description des altérations cadavériques, comme cela arrive dans quelques observations.

Symptômes, marche et durée de la Maladie.

Il y a dans l'économie, des organes dont les altérations influent immédiatement, non-seulement sur la santé, mais même sur la vie de l'individu. Les os ne peuvent être rangés dans cette classe. Les fonctions organiques qui leur sont propres, comme parties vivantes et organisées, n'ayant d'autre but que celui de leur propre conservation, leurs maladies influeraient bien peu sur notre existence, s'ils n'étaient pas destinés à garantir les organes les plus importants, et à servir de point d'appui aux puissances dont l'action est indispensable à la vie.

Or, pour bien apprécier la marche et les symptômes de

l'ostéomalacie, nous distinguerons ces derniers en deux ordres : 1° En ceux qui dépendent de la nature même de l'affection, c'est-à-dire du ramollissement des os : 2° En ceux qui sont le résultat du trouble des fonctions dans les autres organes par suite de ce ramollissement, et nous appellerons les premiers : symptômes *primitifs*, et les sconds : symptômes *consécutifs*. Nous nous occuperons d'abord des premiers.

La marche de la maladie est essentiellement chronique. Les malades présentent quelquefois, même avant le développement de la maladie, des déviations de quelques parties de leur corps qui peuvent même être redressées par un traitement méthodique. D'autres sujets ont joui d'une bonne santé, et n'ont présenté rien de particulier à l'observation jusqu'au moment de l'apparition de l'ostéomalacie. Tel est l'état des malades avant le développement de cette affection, lorsqu'elle doit être la suite du rachitisme.

Si le cancer est la cause de la maladie, alors cette affection a existé, ou le plus souvent elle existe encore dans un organe quelconque. Les accidents scorbutiques précèdent aussi le ramollissement des os, mais quelquefois le scorbut ne s'est manifesté au dehors qu'après que les os ont été profondément altérés.

Dans tous les cas, les malades commencent à éprouver des douleurs dans les extrémités, dans le bassin et le long de la colonne vertébrale ; on a vu qu'elles commençaient quelquefois à la région sacrée et remontaient le long du rachis. D'autres fois, surtout dans le cas de cancer, les douleurs commencent à l'endroit où siége cette dernière maladie. Ces douleurs sont tantôt lancinantes, tantôt térébrantes, tantôt conquassantes, tantôt erratiques comme

dans le rhumatisme, tantôt continues comme dans les in-
flammations des os et du périoste. Elles ont cela de particulier, que souvent la plus légère pression, le simple at-
touchement les provoquent et les exagèrent. Ces douleurs,
d'après notre opinion, tiennent le plus souvent à la distension du périoste, produite par le gonflement des os ;
car à une époque très avancée de la maladie, où ces parties ont en quelque sorte pris l'habitude de leur position
et n'augmentent plus de volume, ces douleurs cessent
complètement, comme cela est arrivé chez Potiron et chez
d'autres malades, qui à la fin n'éprouvaient de douleurs
ni spontanées, ni à la pression. Nous trouvons dans les
Archives générales de Médecine (1) un exemple de la violence de ces douleurs chez une femme de 61 ans, dont les
os ont été trouvés, après la mort, ramollis. Cette malade
éprouvait pendant la vie des douleurs atroces. Lorsqu'elle
remuait le membre, ou bien lorsqu'on voulait toucher,
même légèrement et sans l'en prévenir, une partie quelconque du corps, lorsqu'on écartait seulement la couver-
ture, feignant de lui saisir le bras, instantanément les
douleurs éclataient dans tous les points ; elles étaient plus
violentes encore, quand on faisait exécuter aux membres
quelque mouvement. Les douleurs partaient des orteils,
s'étendaient au bassin ; elles étaient lancinantes et arrachaient des cris à la malade. — Les douleurs sont suivies
bientôt de la difficulté dans la marche, ce qui tient probablement à ce que les os ne peuvent pas soutenir le poids
du corps. Quelques malades, sentant une faiblesse dans
leurs membres, ne marchent qu'avec des béquilles ; d'au-

(1) Tome viii, 1855.

tres s'abstiennent autant qu'ils peuvent des mouvements, qui sont de plus en plus pénibles, et finissent par devenir tout-à-fait impossibles. C'est alors qu'apparaissent les déviations et des déformations des diverses parties du corps ; c'est alors que les os, ramollis et plus ou moins gonflés, cèdent et se dévient par la simple action musculaire, par le poids du corps et même pendant le repos au lit. Les extrémités se courbent de diverses manières, et se tournent autour de leur axe ; les membres inférieurs s'écartent, se placent sur les côtés du corps en remontant, et les pieds se rapprochent même de la tête ; le bassin se déforme aussi, ses os se gonflent, rétrécissent la cavité pelvienne, et laissent à peine de la place pour les organes qui y sont contenus. Bref, tous les os se déforment, comme nous l'avons décrit à l'article d'anatomie pathologique. Les dents seules conservent leur solidité ; cependant Isenflamm, Le Blanc les ont trouvées ramollies, et Krause cartilagineuses.

Toutes les déviations des os sont encore augmentées par suite des fractures, qui existent presque toujours dans cette maladie. On a vu des malades dont l'attention n'a été éveillée sur leur état que par une chute qu'ils ont faite, en se levant de leur chaise, ou en marchant dans leur chambre, chute qui n'était que la suite d'une fracture d'un os ramolli qui a cédé sous le poids du corps. Les fractures se font avec une grande facilité, souvent par la simple action musculaire, pendant les mouvements légers qu'on imprime au malade dans son lit. Combien de fois des garde-malades n'ont-ils pas été effrayés, convaincus d'avoir produit une fracture, dans le cas où le membre soulevé un peu brusquement se cassait, ou plutôt fléchis-

sait sous son propre poids. Il y a quelquefois des con-
tractures des membres qui sont probablement la conséquence de la violence des douleurs.

Enfin, il n'y a que les os de la tête qui, bien que ramollis jusqu'à un certain point, conservent presque toujours la forme de la boîte cranienne. Aussi, pour arriver
aux symptômes secondaires, c'est-à-dire à ceux qui tiennent au trouble dans les fonctions des autres organes,
dirons-nous de suite que les malades conservent presque
toujours leur intelligence intacte, quelquefois même jusqu'au dernier moment, surtout lorsque la maladie se développe chez un adulte, car, dans le cas où elle commence
dans l'enfance, elle empêche le développement physique et
moral de l'individu, qui reste faible, quelquefois muet et
idiot.

Il n'en est pas de même du côté des organes thoraciques ; la poitrine étant très déformée, les côtes ramollies
ne donnant pas un point d'appui solide au diaphragme et
aux autres muscles inspirateurs, le malade éprouve de la
dispnée, une plus ou moins grande gêne dans la respiration, qui est courte et accélérée ; il y a de la toux et même
des hémoptysies ; il se développe des pneumonies et diverses affections chroniques des poumons ; la circulation
elle-même est plus ou moins embarrassée, par suite de la
compression et des déplacements fréquents des vaisseaux
et du cœur, ce qui produit des palpitations, de l'accélération du pouls, et même de l'œdème aux extrémités. Les
malades sont sujets à des sueurs abondantes, et éprouvent
des chaleurs dans le corps, de sorte que, même pendant
un froid assez fort, ils restent découverts.

Les fonctions digestives se font d'abord assez bien : les

malades mangent même avec appétit ; mais plus tard le dévoiement se déclare, et les épuise peu à peu. L'excrétion des urines se fait bien ; mais on a quelquefois remarqué qu'elles déposent des matières blanchâtres, qui sont en grande partie composées par le phosphate de chaux : elles contiennent quelquefois beaucoup d'albumine.

Les organes génitaux et leurs annexes exécutent bien leurs fonctions : aussi voyons-nous que la menstruation et la lactation ne sont pas dérangées, et que même la conception peut avoir lieu ; cependant l'accouchement devient de plus en plus difficile, et il arrive un moment où l'on est obligé de pratiquer des opérations graves, auxquelles les malades succombent ordinairement (1). Mais, dans les cas les plus ordinaires, la maladie continue sa marche, les os arrivent au plus haut degré de ramollissement : alors on voit d'horribles déformations ; il ne reste quelquefois de solide que la tête, la nuque et les mains, et il n'y a que la langue qui obéisse aux ordres de la volonté (2), de manière que les malades ressemblent à des masses informes de chair vivante. Enfin, épuisés, quelquefois réduits au dernier marasme par la souffrance, par des maladies concomitantes, une fièvre hectique et la colliquation, ils meurent après avoir traîné pendant plusieurs mois, et très souvent pendant plusieurs années, leur misérable existence.

DIAGNOSTIC.

L'ostéomalacie étant une affection générale qui envahit à différents degrés tous les os, nous n'aurions à établir de

(1) *Stein, Geschichte einer Kaisergeburt Cassel,* 1785.
(2) *Reiske opusc. med. et monum. arab,* p. 12.

diagnostic qu'entre le ramollissement des os et les autres maladies qui attaquent également d'une manière générale le système osseux, et qui par plusieurs symptômes
ont une grande analogie avec elle. Tels sont le rachitisme
et la fragilité des os. Mais, contrairement à l'opinion de
MM. Lobstein et Guérin, qui ont voulu complètement
différencier le rachitisme et l'ostéomalacie, nous croyons
avec P. Franck et Eckmann que la différence entre ces
deux affections ne tient qu'au degré plus ou moins avancé
du ramollissement osseux, au moins dans les cas où les os
se sont ramollis à la suite de la première de ces deux maladies. Car, chez les malades dans lesquels l'ostéomalacie
a été produite par l'une des autres causes que nous
avons examinées elle présente des caractères distinc-
tifs, qui ne permettent pas de la confondre avec le rachitisme. Déjà, dans la première édition de notre travail, nous avons rapporté les signes d'après lesquels on
devrait établir, selon quelques auteurs, une distinction
entre le rachitisme et le ramollissement des os. Maintenant, fidèles à la doctrine que nous avons exposée en parlant des causes, nous allons reprendre ces signes ici et les
apprécier à leur juste valeur.

1. L'ostéomalacie, dit-on, est une maladie grave, qui,
lorsqu'elle est bien avérée, devient par sa marche croissante presque toujours mortelle, tandis que le rachitisme,
accompagné même de plus grandes déformations, a été
très souvent guéri; et si l'on n'a pu faire disparaître les
déformations, les os ont acquis leur solidité, et les malades
ont pu atteindre un âge avancé.

Mais on ne peut point établir de diagnostic entre deux
maladies, ayant une grande analogie du reste, sur le plus

ou moins de leur gravité ; car, si l'ostéomalacie est une maladie grave, ayant une marche progressive et jamais rétrograde, si elle est presque toujours mortelle, cela tient sans aucun doute aux altérations très profondes et à la présence des dégénérescences du tissu osseux ; cela tient peut-être encore à ce que toutes les fois qu'il y a des différences entre les fonctions nutritives, il doit y avoir aussi une différence dans la marche des mêmes maladies. Or, comme l'ostéomalacie a lieu dans un âge où la nutrition se fait avec moins d'activité que dans l'enfance, où s'observe le rachitisme, on conçoit facilement que la nature, soutenue par art ou par d'autres circonstances favorables, répare plus aisément les désordres dans l'enfance, suite de cette dernière affection, où d'ailleurs les altérations des os ne sont pas aussi profondes.

2. M. Lobstein établit, d'après le degré du ramollissement des os, une différence entre ces deux maladies. Il n'est nullement rationnel de distinguer deux maladies à cause du degré des altérations qu'elles présentent : ainsi personne n'a jamais songé à ne pas considérer comme la même affection une pneumonie au premier et au troisième degré, ou bien des tubercules crus et des tubercules ramollis.

3. Déjà Boërhave a remarqué que le rachitisme se voyait rarement après l'âge de trois ans ; les observations des autres auteurs prouvent, dit-on aussi, qu'il est propre à l'enfance. L'ostéomalacie, au contraire, se développe dans l'âge adulte ; elle se montre rarement au-dessous de 17 ans. Mais l'âge plus ou moins avancé, auquel se développe l'une ou l'autre de ces deux maladies, ne peut nullement servir à établir un diagnostic entre ses affec-

tions, puisque d'abord les observations qui ont été faites depuis Boërhave montrent, d'une manière évidente, que le rachitisme peut se développer même chez les adultes. D'un autre côté, le ramollissement des os a été observé, non-seulement chez les adultes, mais aussi chez des enfants et même le fœtus dans le sein de la mère.

4. Le rachitisme se développe lentement; il n'est point ou rarement accompagné de douleurs, et on ne reconnaît son existence que par les déformations plus ou moins considérables des os. Il est, au contraire, très rare que l'ostéomalacie ne soit accompagnée de douleurs vives dans les parties affectées, et ces douleurs indiquent même la marche progressive de la maladie. Nous avons donné la véritable raison de l'existence de la douleur dans le ramollissement des os, et d'après cela on s'expliquera facilement l'absence ou la rareté de ces douleurs dans le rachitisme à cause de l'altération peu avancée, à cause du gonflement peu considérable des os, et par suite du peu de distension du périoste dans cette dernière maladie.

5. On a très rarement constaté dans les os des rachitiques, avant ou après la mort, des fractures bien évidentes; il est très fréquent, au contraire, de voir des fractures dans les os ramollis, lesquelles, en outre, ne se consolident presque jamais.

L'existence ou l'absence des fractures dans ces affections ne peut être nullement un signe distinctif, car ces solutions de continuité des os tiennent évidemment au degré beaucoup plus avancé des altérations de ces organes dans l'ostéomalacie.

Pour ce qui concerne la fragilité des os dont on a voulu faire une maladie différente de l'ostéomalacie, elle peut être mise à côté de cette dernière, car nous voyons que dans toutes les observations où l'on parle des os mous, flexibles et dégénérés, on en trouve d'autres dont l'altération est moins avancée, et qui sont seulement mous et fragiles.

Après avoir exposé le peu de valeur des signes différentiels du rachitisme et de l'ostéomalacie ; nous rappellerons encore ici ce que nous avons déjà démontré ailleurs, que cette dernière maladie n'est souvent que la suite de la première, ou plutôt qu'elle n'est souvent que le rachitisme au degré le plus avancé, et par conséquent au lieu de vouloir établir un diagnostic entre le rachitisme et le ramollissement des os, il sera plus utile de rechercher les signes qui nous feraient reconnaître quelle cause a pu donner lieu à l'ostéomalacie.

Lorsqu'un malade affecté du ramollissement des os est d'une constitution lymphatique, lorsqu'il est né de parents rachitiques, lorsqu'il a vécu sous l'influence de circonstances qui ont pu détériorer sa santé, comme la misère, une nourriture peu substantielle, une habitation froide et humide, etc. Lorsqu'il a été noué, ou bien qu'il a eu une déviation de quelques os dans son enfance, enfin lorsque le malade n'est pas dans un âge avancé, lorsqu'il n'existe aucun symptôme qui indiquerait une autre affection comme source du ramollissement, on pourra affirmer que l'ostéomalacie a été produite par le rachitisme.

Dans le cas au contraire où l'individu porte au dehors ou en dedans de son corps des traces d'un cancer, s'il est d'un âge mûr, s'il éprouve des douleurs lancinantes, s'il porte des signes d'une cachexie cancéreuse, alors il devient évident que c'est le cancer ou le vice cancéreux qui donne naissance à l'affection des os.

Lorsqu'avant ou après le développement de l'ostéomalacie, l'individu présentait des traces évidentes d'une affection scorbutique, comme des hémorragies plus ou moins abondantes par la bouche, des taches, des ecchimoses sur la peau, le décollement des épiphyses s'il est jeune encore, et par suite le bruit qu'on a entendu pendant sa marche, toutes ces circonstances feront croire que l'organisme est sous l'influence du scorbut. Enfin des affections vénériennes antécédentes se répétant par des affections tertiaires, comme la carie, et surtout la nécrose, ainsi que les douleurs ostéocopes, feraient croire à un ramollissement des os produit par la syphilis, si jamais la syphilis a donné lieu au ramollissement des os. Les douleurs, suite de cette dernière maladie, se distinguent de celles qu'éprouvent les malades affectés du scorbut, en ce que ces dernières sont plus aiguës, plus pénétrantes, brûlantes, mais passagères, celles qui sont la suite de la syphilis donnent la sensation des douleurs profondes, très violentes, et plutôt térébrantes que lancinantes et augmentant surtout la nuit.

Nous avons parlé aussi de la vieillesse comme cause de la maladie; or, l'absence des circonstances dont nous venons de parler, un âge très avancé de l'individu vivant en outre dans la misère sous tous les rapports, nous fera supposer la vieillesse comme cause principale de la maladie.

Quant à la fragilité des os nous ajouterons encore que déjà Boyer a remarqué qu'au premier abord on est porté à croire que le ramollissement et la fragilité des os sont deux maladies distinctes, quelques faits incomplets et les travaux des chimistes le feraient supposer. Mais si l'on réfléchit : 1° que les mêmes causes ont donné lieu tantôt à la fragilité, tantôt au ramollissement des os; 2° que,

quel que soit le degré du ramollissement de quelques os,
on en trouve d'autres sur le même sujet qui ne sont que
fragiles ; 3° que, Duverney et Lobstein ne se sont appuyés
pour faire une distinction entre ces deux maladies que sur
des faits qui disent seulement que les os se cassaient facilement, ce qui arrive aussi dans le ramollissement, sans
entrer dans aucun détail sur leur structure et leur organisation, il devient évident qu'il n'y a point de diagnostic à
établir entre ces deux affections, parce qu'elles se trouvent
presque toujours ensemble sur le même individu.

PRONOSTIC.

L'ostéomalacie est une maladie très grave, moins par
elle-même que par le trouble qu'elle produit dans les fonctions des organes importants et indispensables à la vie.
Tous les moyens employés jusqu'à présent ayant été inefficaces dans cette affection, elle peut être réputée comme
incurable et presque toujours mortelle, surtout lorsqu'elle
est très avancée et générale. Cependant le pronostic devient plus favorable lorsqu'on reconnaît de bonne heure
cette affection si l'individu n'est pas trop âgé, trop faible
ou trop épuisé par des maladies antérieures ; enfin lorsque
la cause du ramollissement est de nature syphilitique ou
scorbutique. Dans tous les cas, cette maladie ayant une
marche essentiellement chronique, ceux qui en sont affectés peuvent encore prolonger bien longtemps leur existence.

Observations.

1. L'observation la plus ancienne que nous trouvons
dans les auteurs, et dont nous avons déjà fait mention,
est celle que nous a laissée un médecin arabe nommé

Gschuzius (1), il s'agit dans ce fait d'un augure appelé Satih, qui a eu les os tellement ramollis, qu'on n'en trouvait de solides que dans la tête, la nuque et les mains; il ne pouvait remuer que la langue, tous les membres étant immobiles, les chiens et les chats l'attaquaient lorsqu'il était déposé par terre, il se laissait porter sur une nate de palmier.

2. Voilà l'observation qui parlerait en faveur de l'opinion que le ramollissement des os peut être héréditaire : ce fait appartient à Eckmann (2), qui affirme avoir vu une famille qui vivait dans les mines de fer à Danemora, en Upland, elle présentait jusqu'à sa troisième génération des ramollissements, de la fragilité et des déviations des os. Personne dans cette famille n'a été affecté d'une maladie vénérienne, son habitation n'était point dans une contrée marécageuse, sa nourriture était la même que celle de toutes les personnes qui travaillaient dans les mines. Le premier individu de la famille qui est mort rachitique avait des parents bien portants qui ont travaillé dans les mêmes mines : il avait des enfants et des petits enfants qui jouissaient d'une bonne santé jusqu'à l'âge de la puberté où ils devenaient rachitiques par suite du ramollissement des os, et leurs membres se cassaient sans cause appréciable. Malgré le peu de détails que Eckmann nous a laissés pour cette observation, il est évident que dans ce cas c'est le rachitisme qui a donné lieu à ce ramollissement des os.

3. Dans le fait suivant, Sylvanus Bevau (3) attribue

---

(1) *Reiske, opuscu. med. et monum. arab.* p. 12.
(2) Sa dissertation inaugurale.
(3) *Philosophi Transact,* t. XLI, p. 682.

l'affection des os au diabète qui ne nous paraît que coïn-
cider avec le ramollissement : Une femme fut affectée de
diabète en 1738, elle avait en même temps de la fréquence
du pouls, de la soif, et surtout des douleurs dans les épaules, au dos et dans les membres ; elle perdit son appétit.
La malade resta dans cet état pendant 2 ans ; au bout de
ce temps elle a eu la fièvre intermittente, à la suite de quoi
le diabète diminua, et peu de temps après il disparut complètement, mais les douleurs des membres ne cessèrent jamais. Dix-huit mois après, elle fut obligée de s'aliter à
cause de la faiblesse et des grandes douleurs qu'elle ressentait dans les membres ; bientôt après les os de ses jambes et de ses bras sont devenus mous et flexibles au point
qu'ils se laissaient plier parfaitement. Elle mourut à l'âge
de quarante ans.

A l'autopsie, on trouva le sternum, les côtes et les cartilages très mous, ces derniers, qui appartenaient aux côtes,
pliés en double. Après avoir enlevé le sternum, on trouva
les poumons très adhérents et très comprimés contre les
côtes ; mais ils étaient plus flasques et moins volumineux
qu'à l'ordinaire ; le cœur avait son volume normal ; le foie
et la rate étaient assez volumineux ; les intestins contenaient beaucoup de gaz. Il y avait des apparences d'ankylose dans les petites articulations, par exemple aux os
du carpe et du métacarpe ; mais en les ouvrant on les
trouva seulement très minces, les cartilages articulaires
tout-à-fait dissous. Après avoir incisé les parties molles
des jambes et des bras, il trouva les lames externes des os
ramollies et tout-à-fait membraneuses, de l'épaisseur du
péritoine, contenant, à la place de la substance osseuse,
une matière de la consistance du miel épaissi d'une couleur

rougeâtre, d'une odeur assez agréable ; il n'y avait pas de trace d'os ni dans les bras, ni dans les jambes, excepté tout près des articulations qui étaient dissoutes en partie, ce qui en restait était très mou, et rempli de cavités comme une ruche à miel. Les extrémités des os cédaient facilement à la pression. La taille avait dix-sept pouces de moins que dans l'état sain.

4. Les observations que nous allons rapporter prouvent que malgré la mollesse des os la conception peut avoir lieu, et en outre que l'accouchement a été quelquefois cause déterminante du ramollissement osseux. Ainsi Planck (1) parle dans son ouvrage d'une femme qui a eu sept enfants ; après la huitième couche elle fut affectée du rhumatisme auquel succédèrent des douleurs chroniques continues dans les membres : ces douleurs l'empêchèrent de marcher. Elle devint encore une fois enceinte, se cassa les deux os de l'avant-bras droit, mais cette fracture ne se consolida jamais, pas même après l'accouchement. Celui-ci fut assez heureux, elle accoucha de jumeaux, mais bientôt après, les os ont commencé à se courber, et le ramollissement des os devint évident. Stein (1) a été obligé d'employer, chez une femme qui accoucha sept fois heureusement, au huitième accouchement, un forceps, à cause du retrécissement du bassin à la suite du ramollissement des os ; à la neuvième couche il se servit du céphalotribe, et à la dixième il pratiqua l'opération césarienne ; l'étroitesse du bassin ayant tellement augmenté, qu'il ne restait que ce moyen pour sauver la vie de l'enfant et de la mère.

(1) *Commentatio de osteosariosi.*
(2) *Loco citato.*

OBSERVATIONS GROUPÉES D'APRÈS LES CAUSES QUI ONT DONNÉ LIEU A L'OSTÉOMALACIE.

Le Cancer.

1. Louis rapporte dans les *Actes des Erudits* (1), qu'il avait disséqué une femme qui était affectée pendant long-temps d'un cancer au sein, elle s'était cassé l'humérus, et bientôt après le fémur, en faisant un léger effort, il trouva à l'autopsie les os non cariés, mais bien secs et fragiles, la moelle également sèche et friable, cette femme avait 60 ans, du reste bien portante.

2. Schaarschmit parle aussi (2) d'une femme âgée de près de 30 ans, elle a eu un cancer également au sein, ce cancer s'ulcéra, et à la suite d'une salivation pro-longée, la tumeur se sépara de la mamelle, mais bientôt la malade commença à maigrir, et accusa des douleurs aiguës, d'abord, dans la colonne vertébrale, plus tard dans tous les membres et surtout au fémur droit qui se cassa un jour, dans un mouvement léger pour remettre le membre au lit, peu à peu les douleurs augmentant de plus en plus, elle ne pouvait plus rester dans son lit, et se tenait toujours courbée dans un fauteuil, en avant, ce qui déforma complètement le tronc; elle mou-rut après avoir resté dans cet état pendant cinq ans.

3. Nicod nous a laissé l'observation d'une femme (3), âgée de 56 ans, d'un tempérament lymphatique, qui a

(1) An 1751, mois de juin, p. 1.
(2) *Journal de Médecine et Chirurgie*, Berlin 1741, t. III, p. 81.
(3) *Annuaire Médic. Chirurg. des Hôpitaux*, 1819, p. 498.

4

été traitée à l'hôpital Beaujon pour une fracture du col du fémur droit, occasionnée par une chûte du haut de son lit, cinquante jours auparavant; on appliqua divers appareils pendant près de quatre mois, mais la consolidation ne fit aucun progrès, le membre resta raccourci et la cuisse très arquée. Cette femme portait au sein droit une tumeur de la gosseur du poing, laquelle tumeur s'ulcérait et se cicatrisait alternativement pendant cinq années. Au cent dixième jour on trouva le membre sans amélioration aucune, la malade éprouvait de vives douleurs dans les membres inférieurs, ces douleurs étaient plus vives encore dans les membres supérieurs, qu'elle ne pouvait plus remuer, elle se cassa successivement l'humérus droit et le fémur gauche au-dessous du petit trochanter, la malade déclara, en outre, que déjà, avant la chûte de son lit, la cuisse était déjà arquée. Elle mourut cinq mois et demi à peu près, après la première fracture. A l'autopsie on trouva du sang autour des fractures, mais aucun travail de consolidation. Le fémur droit ne formait plus qu'une masse charnue, dure, lardacée et parsemée de lames osseuses très minces. Le fémur était deux fois plus volumineux que dans l'état normal. Les trochanters n'étaient plus reconnaissables que par la masse plus considérable qu'ils formaient en cet endroit. Le col, dans lequel paraissait exister la première fracture, était fibreux dans l'espace environ d'un demi pouce, sans offrir la moindre parcelle d'os ; la tête n'avait pas augmenté de volume, son cartilage était sain, mais la portion spongieuse était ramollie, au point qu'elle cédait à la moindre pression. Le cartilage de la cavité cotyloïde était un peu altéré surtout dans son pourtour. Le ligament triangulaire avait beaucoup moins de consistance que dans l'état sain. La crête iliaque était un peu molle, le reste de l'os iliaque n'était point altéré. La partie moyenne du fémur était saine dans l'espace environ d'un pouce, mais depuis cet endroit jusqu'au condyle, l'os avait deux fois le volume naturel, et permettait au scalpel d'y pénétrer facilement. Les condyles n'avaient pas augmenté de volume, mais leur substance spongieuse était ramollie.

Les fragments de l'humérus fracturé n'étaient pas agglutinés et ne présentaient point de cal, ils étaient recouverts de bourgeons charnus, dans presque toute leur surface; dans quelques points seulement de leur pourtour, ils paraissaient être nécrosés, et devoir s'exfolier, si le malade eût vécu plus longtemps. Il y avait à l'endroit de la fracture un léger épanchement de sang qui paraissait être l'effet du frottement des fragments l'un sur l'autre dans les mouvements du bras. Le canal médullaire était oblitéré par un tissu réticulaire jusqu'à environ un pouce de la cassure. Le tissu compact était ramolli dans la même étendue, de manière que le scalpel le pénétrait aussi facilement que le tissu spongieux dont on vient de parler. Ce qu'il y a de plus étonnant, c'est que l'altération de l'humérus ne fut pas plus étendue, et que tout le reste de l'os parut avoir conservé sa dureté naturelle.

La tumeur du sein présentait une tumeur lardacée et homogène.

4. Nous trouvons dans les *Archives générales de Médecine* (1), l'observation d'une malade âgée de 66 ans, elle

____

(1) 1855, t. VII.

présentait pendant longtemps tous les symptômes d'un cancer de l'estomac, lorsque, voulant prendre le pot plein de tisane qui était sur la table, elle entendit un craquement au bras droit, depuis ce moment, la douleur qu'elle y éprouvait déjà depuis quelque temps, devint plus vive, et à l'examen, on reconnut une fracture à l'humérus, on appliqua un appareil contentif, mais la malade mourut bientôt après.

Après la mort, on trouva un cancer de l'estomac, l'humérus fracturé avait son périoste sain et adhérent dans toute l'étendue de l'os, il était seulement rompu à l'endroit de la fracture, il n'y avait pas de trace de travail réparateur. Le canal médullaire était large, son cylindre allait en s'amincissant du point fracturé vers les extrémités. Dans le point fracturé, la lame compacte avait l'épaisseur de la table interne des os du crâne. Le système médullaire était seul malade, il était formé de matière encéphaloïde d'une teinte bleue verdâtre jusqu'au col et à la tête de l'os, qu'elle commençait à envahir. Au niveau de la fracture, la matière morbide était ramollie, mais dans la partie inférieure du cylindre, elle se présentait en une masse assez dure, séparée par une matière jaunâtre gélatiniforme, ayant quelque analogie avec la matière colloïde. Au niveau de la réunion de la première pièce du sternum, se trouvait un petit foyer circonscrit de matière encéphaloïde ramollie.

5. Je rappellerai le fait dont j'ai déjà parlé à propos de l'étiologie, et que j'ai eu l'occasion d'observer à Bicêtre.

6. L'observation du nommé Ballesme que j'ai vu également à cet établissement, et dont les pièces ont été déposées au Musée Dupuytren.

*Cancer du sein chez un homme, ablation, récidive, mort,
dégénérescence et ramollissement des os, squirre du foie.*

Ballesme, ancien instituteur, célibataire, admis à Bicêtre le 23 octobre 1832, avait 52 ans lorsqu'il entra à
l'infirmerie pour une tumeur cancéreuse au sein droit
(c'était au mois d'août 1834).

Cet homme d'un tempérament très nerveux, né de
parents dont aucun n'a été affecté de maladie cancéreuse, était depuis son enfance, sujet à de fortes migraines, qui plus tard allèrent en augmentant. A dix ans,
il a eu des épistasies très fréquentes. Il y a six ans à
peu près, il remarqua que son mamelon droit saignait
légèrement, sans lui donner ni de douleurs ni de cuisson.
Un an après, et pendant un temps très chaud, l'hémorrhagie se renouvela sur le même mamelon, dans les deux
cas, il s'écoula très peu de sang ; mais depuis ce second
accident, il y éprouva une douleur très vive, et un an
après, le malade remarqua à cet endroit une induration, laquelle induration, pendant deux ans, fit très peu de progrès.

Cependant des chagrins multipliés, une maladie grave
de la poitrine, une alimentation insuffisante, le réduisirent à un tel état de faiblesse, qu'il ne pouvait se lever.
Ses jambes enflaient, et il avait de temps en temps des
palpitations. Depuis son entrée à Bicêtre, son état général s'est beaucoup amélioré ; il se plaint seulement d'une
faiblesse d'estomac, qui, parfois, s'exaspère et lui permet
de faire usage de peu de légumes.

Il y a deux ans, la tumeur commença à augmenter de
volume, les douleurs devinrent vives et lancinantes, en
même temps les migraines ont diminué.

Trois mois avant l'opération, il reconnut la présence de trois petites glandes indurées et douloureuses dans l'aisselle du côté du sein malade. Le 30 avril 1834, on extirpa toutes ces tumeurs. A cette époque, celle du sein avait trois pouces environ d'étendue transversale, et un pouce et demi de haut en bas ; elle était mobile sur les parties sousjacentes, mais elle adhérait à la peau qui était un peu rouge sans être ulcérée. La tumeur était le siège de douleurs atroces. Dans l'aisselle, il y avait trois ganglions durs et assez douloureux à la pression ; il s'en trouvait d'autres derrière le muscle grand pectoral et autour des vaisseaux axillaires.

Celle du sein était formée d'une substance grisâtre ou d'un blanc mat, dur dans toute son étendue. Dans quelques endroits se trouvaient de petites masses grosses comme un pois de matière jaune friable. Vers la partie externe existaient des stries très nombreuses de substance noire. La peau était adhérente. Parmi les ganglions, il y en avait qui étaient formés de matière squirrheuse blanchâtre, d'autres présentaient un peu de matière jaune comme celle du sein. L'opération se fit heureusement ; elle n'a eu pour suite aucun accident grave, et le malade guérit vers le 15 novembre de la même année. Mais, dans le courant du mois de décembre, il parut immédiatement audessus de la cicatrice trois ou quatre petites tumeurs du volume d'une lentille, mobiles sous la peau. Une ulcération se forma et donna lieu à des hémorrhagies ; les douleurs étaient insupportables. Un jour le malade voulant se servir de son bras droit, le souleva, et, au même moment il éprouva une vive douleur vers l'extrémité interne de la clavicule correspondante. On constata une fracture qui se consolida au moins en apparence; mais à l'endroit de la fracture il se forma une tumeur considérable, douloureuse au toucher, suivie du développement d'une tumeur semblable sur l'autre clavicule. Les douleurs étaient très vives, et s'étendaient vers la partie antérieure du thorax, surtout vers la région sternale, et nous constatâmes une flexibilité bien prononcée sur le sternum et les clavicules qui cédaient sous la pression du doigt.

La face interne du tibia droit devint aussi le siége de douleurs très vives; on y voyait beaucoup de gonflement et un peu de rougeur à la peau; le malade fut pris d'une toux sèche, très pénible, à cause des douleurs qu'elle provoquait dans les parois thoraciques. Plusieurs fois il eut des syncopes en se levant pour aller à la selle. Les deux ou trois semaines qui précédèrent sa mort, il se plaignait de souffrir dans tout le corps; il restait toujours dans son lit, craignant tout mouvement, car il disait qu'il pourrait se casser quelques os qui lui paraissaient très fragiles. Le 3 août 1836, il eut une légère quinte de toux qui lui causa dans la poitrine une douleur tellement forte qu'elle l'empêcha de tousser davantage; la trachée artère se remplit de mucosité, et le malade expira après une agonie de six heures.

Ouverture du corps trente six heures après la mort. Le cadavre présente une maigreur considérable; le thorax est très aplati d'avant en arrière; le sternum surtout paraît être enfoncé par rapport aux côtes. Après avoir enlevé la peau de la partie antérieure de la poitrine, on aperçoit dans la région du sein droit, au-devant du sternum, et autour des clavicules, une substance blanchâtre, lardacée, criant sous le scalpel; au-dessous de cette substance, évidemment squirreuse, de l'épaisseur de deux lignes tout au plus; on aperçoit des traces d'anciennes fractures des côtes, et deux ou trois récentes. Les extrémités antérieures des sept premières côtes, et de chaque côté leurs cartilages, le sternum et les clavicules sont complètement transformés en squirrhe, de sorte qu'on n'y aperçoit aucune sorte de tissu osseux. Enfin le tibia droit offrait aussi une dégénérescence lardacée, et conservait cependant encore assez de tissu osseux à l'extérieur.

Les organes thoraciques ne présentent aucune lésion apréciable, excepté le poumon droit, qui est fortement engorgé et adhère intimement à la paroi thoracique au niveau de la moelle.

Dans les organes abdominaux, le foie seulement présentait quatre ou cinq tubercules squirrheux de la grosseur d'une noisette. Les autres vicères étaient sains.

En réfléchissant un peu sur ce qui s'est passé dans la marche de la maladie chez Ballesme, on pourrait croire que le cancer se communique de proche en proche par continuité des tissus, en envahissant d'abord le tissu cellulaire, puis les muscles sous-jacents et les mamelles, enfin les os et les cartilages qui deviennent squirrheux. Mais lorsqu'on se rappelle qu'en même temps il y avait des tubercules squirrheux à l'omoplate droite, qu'il y avait une dégénérescence du tibia du même côté, lorsqu'on se rappelle l'observation tirée des archives dans laquelle on voit que le cancer siégeant à l'estomac a donné lieu au ramollissement des os du bras, celle de Louis et de Schaarschmit, on ne peut s'empêcher d'admettre que dans le cas de cancer les os dégénèrent, non par une extension successive de l'affection locale, mais bien par suite d'une altération profonde de toute la constitution. On voit en outre, d'après les observations rapportées, que le cancer peut donner naissance tantôt à la fragilité, tautôt au véritable ramollissement avec une dégénérescence encéphaloïde ou squirrheuse des os ; mais on ne peut point préciser les cas dans lesquels le cancer fera naître l'une ou l'autre de ces altérations des os.

On peut seulement dire, sous ce rapport, pour toutes les causes du ramollissement des os en général et pour le cancer en particulier, que ces causes produiront chez les sujets jeunes encore, plutôt la mollesse que la fragilité des os et chez les vieillards, donneront lieu plutôt à la fragilié qu'au ramollissement des os.

RAMOLLISSEMENT DES OS PRODUIT PAR LA SYPHILIS.

1. Morgagni rapporte dans la cinquante-huitième lettre l'observation suivante de Valsalva. Une femme de cinquante ans ressentait une douleur vive à la mâchoire inférieure, elle avait un écoulement de sang très abondant, probablement, ajoute Morgagni, d'un abcès qu'elle avait à un côté du cou, peu de temps après, elle commença à ressentir des douleurs dans les os, puis elle se plaignait toutes les fois qu'elle se remuait que tous ses os se brisaient, et effectivement les assistants entendaient alors un bruit aux articulations. Plus tard, il arriva que les os des membres inférieurs commençaient à se fléchir comme s'ils eussent été en cire : ils étaient douloureux même pendant de légers mouvements.

Après la mort on trouva les os innominés, ceux de la

cuisse et de la jambe, et ceux qui forment la voûte du crâne, flexibles comme s'ils eussent été de papier un peu gros ; ils étaient spongieux à leur surface et cariés dans quelques endroits du centre. Il ajoute plus loin que les autres os aussi, comme les côtes, les os des pieds étaient flexibles sur le cadavre, et qu'ils avaient reçu le scalpel comme le cartilage. Les os rendaient par la pression une humeur semblable à du sang délayé; tous avaient, dit Morgagni, une couleur sale, et une mauvaise odeur, ils graissaient les mains quand on les touchait.

On ne dit rien sur l'état des articulations, ce qui aurait pu nous rendre raison des bruits qu'on entendait pendant la vie de la malade ; Morgagni dit qu'il avait appris après la mort de cette femme qu'elle a eu des maladies vénériennes, et il attribue l'altération des os à cette affection, mais il donne peu de détail sur toutes ces circonstances, l'écoulement du sang par l'abcès n'est qu'une conjecture, et nous serions porté à croire, d'après cet écoulement qui était fourni, nous pensons, par les gencives, d'après le bruit qu'on entendait quand la malade marchait, d'après la raréfaction du tissu osseux, d'après le liquide sanguinolent contenu dans les os, enfin d'après le peu de dégénérescence des os, que le ramollissement de ces organes chez la malade était plutôt dû au scorbut qu'à la syphilis.

2. (1) Une femme âgée de 68 ans, d'une bonne constitution, a eu la clavicule cassée en portant brusquement le bras en arrière, l'avant-bras dans la pronation forcée, en poussant avec force la porte de l'armoire ; au même

---

(1) *Nicod dans l'Annuaire Médic. Chirurg. des Hôpitaux*, 1819, p. 498.

moment elle ressentit à l'épaule une douleur vive ; à l'examen de la malade, Nicod reconnut une fracture de la clavicule gauche, il appliqua un bandage convenable, et au
quarantième jour le cal était déjà à peine sensible, et la
malade, pouvant se servir de son bras, sortit de l'hôpital ;
mais trois mois après la malade se présenta à ce chirurgien avec la clavicule gonflée, douloureuse et rouge, il se
forma un abcès, qui s'ouvrit et donna issue à une esquille
nécrosée de la clavicule. La plaie se cicatrisa. Quelques
mois plus tard encore elle a eu des ulcères de différentes
étendues sur la clavicule malade, sur l'épaule du même
côté, sur le dos et sur la partie antérieure du thorax.
Preuves évidentes, ajoute Nicod, que le vice vénérien a
été la cause éloignée de la fracture et des accidents qui
survinrent ultérieurement. Nous sommes aussi de cette
opinion que c'est une affection syphilitique qui a produit
la maladie des os chez cette malade, mais cette maladie
n'est qu'une carie et une nécrose syphilitique, mais nullement un véritable ramollissement.

3. Les archives générales de médecine (1) nous donnent
encore un exemple remarquable de ramollissement des os
observé à l'hôpital des vénériens de Paris :

Thévenot (Joséphine), âgée de vingt-cinq ans, lingère,
d'une taille élevée, bien conformée et n'ayant jamais eu
de maladie sérieuse, se maria à dix-sept ans et eut une
fille, qui existe encore et qui est en parfaite santé ; ses
parents sont encore vivants et ne présentent aucune trace
de maladie transmissible par hérédité. Au mois de septembre 1833, elle entra à l'hôpital du Midi pour se faire

(1) Deuxième série, t. v, 1834.

traiter d'un écoulement blennorrhagique-vaginal, et des quelques végétations qui siégeaient sur la muqueuse vulvaire. Cette affection était récente au dire de la malade. On employa des émollients, on excisa les végétations, et la malade sortit au bout de quelques semaines; l'écoulement n'était pas entièrement tari.

Deux mois après elle rentra au même hôpital. Son écoulement avait cessé, aucun symptôme ne se présentait du côté des organes génitaux, mais des signes d'une maladie grave engagèrent à l'y garder. Cette femme a remarqué que déjà un an avant sa première entrée à l'hôpital et avant sa blennorrhagie, elle avait commencé à ressentir une fatigue générale dans tous les membres, fatigue que le moindre exercice augmentait considérablement, et à ce sentiment pénible succédèrent des douleurs qui, d'abord faibles et vagues, devinrent ensuite plus intenses et semblèrent se fixer principalement aux cuisses, elles en occupaient le centre et de là se portaient ensuite sur toutes les régions du corps. Lors de sa première entrée, la malade ne s'en plaignit point. Du reste, elles étaient alors peu intenses et lui permirent de faire un long trajet à pied pour rentrer à la maison. Mais après sa sortie de l'hôpital ses souffrances augmentèrent. Lorsqu'elle y est rentrée pour la seconde fois, les douleurs des cuisses étaient surtout très vives. Pendant les premiers temps la malade pouvait encore faire quelques pas en s'appuyant contre les lits et les murs de la salle; la marche, qui lui était très pénible, offrait ceci de singulier que les genoux étant parfaitement rapprochés l'un de l'autre, se heurtaient même dans les mouvements de progression, phénomène qui a été signalé dans les fractures de deux cols des fémurs. Elle fut bientôt forcée de garder le lit. Ses membres inférieurs n'offraient aucune mobilité anormale, aucun raccourcissement ; ses membres supérieurs et le tronc jouissaient de toute leur mobilité ordinaire.

On diagnostiqua une affection de la moëlle, et le traitement fut dirigé dans le sens de ce diagnostique. Le décubitus prolongé produisit une vaste escharre au sacrum, et la malade fut emportée par le travail d'élimination et par la suppuration abondante qu'entraîna l'existence de cette escharre. Quatre jours avant sa mort, le 29 mars 1839, en voulant la remuer pour arranger le drap de son lit, sa cuisse gauche se fractura à son tiers-moyen à peu près. Aucun appareil ne fut appliqué.

Autopsie. L'embonpoint était encore assez prononcé sur le cadavre ; une large escharre occupait la région sacrée, avait envahi une portion du sacrum, et adhérait encore aux parties saines. Les centres nerveux n'offraient la trace d'aucune altération ; les organes respiratoires, digestifs, ainsi que ceux de la circulation étaient parfaitement sains. Deux ou trois petites végétations siégeaient sur la muqueuse vulvaire ; du reste les organes génitaux externes et internes n'offraient aucune altération pathologique.

Les muscles offraient leur couleur naturelle, ils n'étaient point amincis. Les os étaient dans l'état qui suit : Tous les os ont conservé leur volume normal, ils ne présentent aucun gonflement, aucune tumeur, leur poids est singulièrement diminué d'un tiers à peu près du poids ordinaire, ils sont plus flexibles que dans l'état normal ; toutefois ils se rompent aisément par une courbure exagérée. Il a été facile, avec les plus légers efforts, de fracturer

tous les os longs ; les fractures ainsi produites sont commi-
nutives, les fragments présentent des aspérités nombreuses, il semble que le tube osseux a été déchiré plutôt que
rompu ; beaucoup de sang s'écoula des surfaces fracturées.
La fracture du fémur produite pendant la vie a les mêmes
caractères ; le ramollissement et cette fragilité se rencontrent dans tous les os sans exception, mais surtout aux
fémurs, aux os des jambes, du bassin, et aux vertèbres.
Le périoste qui recouvre ces os se détache avec une extrême facilité et entraîne avec lui les prolongements, qu'il
envoie dans le tissu osseux pour y accompagner les vaisseaux ; en comprimant un de ces os on en voit suinter le
sang par une multitude de petites ouvertures. Les vaisseaux sanguins des os, ceux qui viennent des artères et
des veines nourricières, comme ceux que le périoste leur
envoie, ont un volume plus considérable.

Tous les os ont une couleur très rouge, très foncée ; le
scalpel entame aisément leur tissu. On n'a point retrouvé
cette prédominance de matière gélatineuse qu'ont signalé
quelques auteurs qui ont décrit des os carnifiés. L'analyse
chimique a démontré d'une manière évidente que le phosphate calcaire est dans une proportion moindre que dans
l'état normal. Quand on a enlevé le périoste, on trouve
une couche de tissu osseux d'une demi-ligne d'épaisseur
qui semble presque réduit en poussière désorganisée ; sous
cette couche le tissu osseux présente, dans les os longs
surtout, une structure à fibres longitudinales qu'on peut
séparer jusqu'à un certain point du tissu cellulaire et des
vaisseaux ; la couche de tissu osseux qui est en contact
avec la membrane médullaire est au même état que la
couche externe.

La cavité médullaire des os longs est considérablement augmentée, au point que dans le milieu des fémurs le cylindre osseux conserve à peine une ligne d'épaisseur, il est rempli par une substance médullaire très épaisse, semblable à de la bouillie couleur lie de vin, et diaprée par des granulations jaunâtres qui lui donnent l'aspect que présente l'intérieur du foie après certaines résorptions purulentes.

La membranne médullaire est infiltrée de sang; épaissie, elle se détache aisément du tissu osseux et entraîne les filamens vasculaires adhérents à ce tissu. Dans les os courts, dans les extrémités des os longs, là ou la membrane médullaire n'est plus représentée que par du tissu cellulaire lamelleux qu'accompagnent les vaisseaux sanguins, ces altérations sont moins prononcées. Les deux cols des fémurs ont entièrement disparu, ils ont été résorbés, et les têtes des os ne tiennent plus au corps que par les capsules fibreuses articulaires.

Déjà à l'article de l'étiologie nous avons émis notre opinion sur ce qu'il faut penser de la syphilis comme cause du ramollissement des os, et les trois faits que nous venons de rapporter ici, plutôt d'après l'opinion de leurs auteurs que d'après la nôtre, viennent encore nous confirmer dans notre conviction qu'il n'y a pas de faits bien avérés du ramollissement des os produits par la syphilis. Nous avons déjà ajouté nos réflexions aux deux premières observations. Quant à la femme Thévenot, il est à regretter que l'auteur n'ait pas recherché plus à fond la véritable cause de cette maladie, et cela d'autant plus que c'est un fait très curieux sous le rapport de l'altération des os. L'affection vénérienne dont la malade a été affectée à son

entrée à l'hôpital du Midi ne peut nullement avoir donné
lieu au ramollissement, car le développement de cette dernière maladie a évidemment précédé l'infection syphilitique
d'après ce qu'on lit dans l'observation elle-même.

Scorbut.

Il n'en est pas de même de cette dernière affection ;
bien que nous n'ayons pas d'observations bien détaillées
de ramollissement des os par suite du scorbut, nous possédons au moins des descriptions assez étendues des altérations des os dans les scorbutiques , ainsi nous avons
rapporté plus haut l'autopsie faite par Rosen, nous avons
cité les désordres qu'ont trouvé Paupart, Fodéré, et nous
pouvons regarder comme appartenant à cette catégorie la
deuxième des trois observations rapportées à l'article syphilis. Le ramollissement des os de la femme Supiot a été
produit aussi par le scorbut, au moins d'après l'opinion
de Morand. Nous pouvons dire la même chose des altérations que nous avons rapportées d'après Gooch, à l'article
de l'anatomie pathologique, et dont voici l'histoire de la
maladie.

La maladie débuta chez cette femme par des douleurs
qui se firent sentir dans tout le corps, et furent accompagnées de la fièvre. Au bout de quelques semaines ces douleurs se fixèrent aux jambes et aux cuisses, elles n'augmentaient point par la pression. Au mois de juin 1740
elle se cassa la jambe en allant de son lit à un fauteuil, et
elle entendit l'os se casser ; la fracture, réduite sur-le-
champ, ne se consolida point, mais les os devinrent très
flexibles ; bientôt après, la maladie faisant des progrès, la
jambe et la cuisse du côté opposé furent affectées de la

même manière, alors les deux extrémités s'œdématièrent, s'excorièrent et rendirent une matière ichoreuse peu liée et d'une couleur jaune. Les symptômes du scorbut se sont déclarés. On employa les toniques sans aucun effet ; la menstruation devint plus régulière, l'appétit et la digestion furent meilleures qu'auparavant. Mais dans les derniers temps de sa vie, la respiration devint difficile, l'épine dorsale se courba, et à chaque inflexion des vertèbres, la malade ressentait une douleur à la région des lombes. Ses membres lui devenant inutiles, elle se tenait assise sur son lit, mais les os du bassin s'étant aussi ramollis, ils se sont élargis sous le poids du corps ; les extrémités des doigts et des pouces devinrent également très larges, et, par suite des fréquents efforts que la malade faisait pour se lever, les phalanges se recourbèrent sur elles-mêmes. Cette grande flexibilité des os augmenta peu à peu, devint plus générale, la malade maigrit considérablement, sa respiration devint excessivement gênée, le flux menstruel cessa tout à coup, quatre mois avant la mort de la malade ; elle conserva ses facultés intellectuelles jusqu'au dernier moment.

A l'ouverture du corps, qui avait deux pieds et deux pouces de moins que dans son état naturel, on trouva le cœur et les poumons sains ; mais ils avaient été très comprimés, surtout par le foie. Celui-ci, sans être squirrheux ni malade en aucune façon, avait acquis un volume considérable. La rate était petite, et le mésentère avait une seule grosse glande squirreuse. Les altérations des os ont été rapportées plus haut.

Nous avons pu voir aussi à Bicêtre, où l'on rencontre le scorbut si fréquemment, ces infiltrations sanguines dans les os, cette raréfaction du tissu osseux, le décollement des épiphyses chez les jeunes idiots et aliénés, la destruction des cartilages et les épanchements du sang dans les articulations.

Enfin, nous observerons encore que la nature des altérations des os dans le scorbut diffère de ce qu'on voit dans les os ramollis par le cancer, le rachitisme; car pendant que dans ces derniers cas les os sont mous, flexibles, pendant que leur structure est dégénérée, et qu'il s'est formé à sa place un tissu d'une autre nature, les os scorbutiques conservent encore leur structure, mais leur tissu est raréfié, et ils sont plutôt cassants et fragiles que flexibles. Le sang infiltré dans leur intérieur est à l'état liquide, et il ne se forme point de tissus nouveaux; et cela ne pouvait pas être autrement, car le sang extravasé, ayant perdu sa plasticité et étant incapable de se coaguler, comme nous avons déjà dit plus haut, reste liquide et ne s'organise point.

Observation des Os ramollis par la vieillesse.

Platner a déjà remarqué (1) que « les os des hommes avancés en âge se ramollissent quelquefois d'une manière anormale, et deviennent si mous, si fragiles, qu'il sont diffluents comme des liquides; ce que je sais par ma propre expérience, ajoute-t-il, pour l'os innominé droit d'un certain homme ». Ce que Platner dit en quelques mots va être confirmé par les observations suivantes:

1. Catherine..... (2) Jouissait toujours d'une bonne

---

(1) *Acts. des Erudits*, A. 1751, mois de septembre, p. 2.

(2) PROESCH *loco citato*.

santé, elle était très robuste ; deux ans avant sa mort , elle commença à se plaindre de douleurs dans les vertèbres lombaires. Ces douleurs devinrent très vives, s'étendirent dans tout le dos et même aux extrémités, et obligèrent la malade de rester au lit au bout de quatre mois. Peu à peu les diverses articulations se contractèrent au point que tous les membres étaient entièrement fléchis et tenus appliqués contre le corps. Les doigts même étaient fortement contractés. Le sixième mois on remarqua une courbure du dos, laquelle diminua sensiblement la taille. A cette époque, les douleurs devinrent plus vives et faisaient souvent jeter des cris à la malade, surtout quand on lui communiquait quelque ébranlement , fût-il très léger. L'appétit resta intact , il diminua seulement un peu pendant les trois derniers mois de la vie, en même temps que la soif s'accrut. Les excrétions ne présentaient rien de particulier, seulement la malade urinait très souvent. La poitrine , bien que déformée, ne paraissait pas être le siége d'aucune souffrance. Au bout de deux ans de durée de la maladie, elle mourut à l'âge de 63 ans.

Autopsie. Après la mort, les membres pouvaient être remis facilement à leur position naturelle ; le corps, réduit au marasme, avait perdu un pied et demi de sa hauteur. Aucune lésion du côté de la tête ; aucune trace de tubercules dans les poumons. A un pouce environ au-delà du pylore, l'intestin était rétréci. Le foie et la rate étaient petits. Dans les veines qui sont au col de la vessie, il y avait deux calculs. Du reste, rien de particulier dans les organes des cavités splanchniques.

Les os étaient dans l'état suivant:

Les sutures du crâne étaient disparues, et les os de cette

boîte étaient assez fermes et assez épais, à l'exception de
la région temporale, où ils étaient très minces et transparents. Les mâchoires étaient dégarnies de leurs dents. La
colonne vertébrale avait la forme d'un S. Les vertèbres,
et surtout celles des lombes, avaient une structure plus
lâche qu'à l'ordinaire. Leurs cellules très agrandies contenaient un liquide rougeâtre ; on pouvait très facilement
les affaisser et les séparer en minces anneaux ; les ligaments
intervertébraux étaient intacts. Le thorax était tout-à-fait
déjeté à droite. Sur les côtes il y avait plus d'une vingtaine
d'articulations contre nature. Elles étaient formées par
une masse fibreuse de périoste épaissi et pouvant être facilement fléchi dans tous les sens. On ne remarquait aucun de ces renflements qui existent à l'extrémité des
mêmes côtes dans le rachitisme. A l'aide des doigts seuls
on pouvait aisément les comprimer, les casser ou plutôt
les mettre en pièces, car la substance compacte de ces os,
considérée d'une manière absolue ou comparativement à
la substance spongieuse, était extrêmement mince. Les os
des membres ne présentaient point d'altération et ne pouvaient être coupés qu'avec une scie. Les cellules étaient
grandes et contenaient la moëlle normale. Du reste, l'auteur ne parle que du plus ou moins d'élasticité et de fragilité des os.

2. Nous avons rapporté à l'article des symptômes, à
propos de la violence des douleurs, une observation dans
laquelle le ramollissement des os nous paraît avoir été
produit par la vieillesse. Voilà les altérations qu'on a trouvées après la mort :

Point de rigidité cadavérique. Les vertèbres, les humérus, les clavicules, les fémurs, les os iliaques, se coupaient

avec la plus grande facilité. Un mouvement brusque im-
primé à la cuisse gauche brisa le col du fémur de ce côté.
L'intérieur des os offre presque partout un tissu aréolaire
très raréfié, d'un blanc grisàtre, contenant une grande
quantité de suc d'un aspect gélatiniforme. En quelques
points cependant, comme au col du fémur, à l'os iliaque
gauche, le tissu osseux est réduit en un détritus rougeàtre
qui en occupe le centre. Le dernier de ces os a paru sensiblement augmenté d'épaisseur. Les autres parties du corps
ne présentaient rien de particulier.

3. M. le docteur Manec a bien voulu me communiquer
l'observation suivante, qui présente de l'intérêt sous plus
d'un rapport; mais comme on ne s'est pas apesanti sur les
circonstances qui auraient pu nous donner quelques renseignements sur la cause de ces singulières altérations que
les os offraient, nous ne savons pas à quel groupe il faudrait la ranger; car, d'après quelques phénomènes, nous
l'attribuerions à une vieillesse prématurée, la femme n'é-
tant pas encore d'un àge très avancé; d'autres circonstances nous feraient pencher vers l'opinion, qu'une affec-
cion cancéreuse s'était portée sur les os sans attaquer aucun autre organe. Du reste, voici l'observation :

Roques Poulain, àgée de 44 ans, cuisinière, n'a jamais
fait de maladies graves; il y a six ans, à la suite d'une
chute sur la hanche gauche, elle a été prise d'une douleur
vive dans l'articulation coxo-fémorale, dont elle fut gué-
rie. Il y a quatre ans, chute sur le même côté; la malade
prétend s'être fracturé le col du fémur; elle entra à la
Charité, et M. le professeur Roux a appliqué l'extension
continue; au bout de trois mois, point de consolidation.
Plus tard, on employa la demi-flexion avec l'extension, et

au bout de six mois elle put marcher avec des béquilles. Elle sortit de la Charité pour y rentrer dix-huit mois après. Elle ressentait depuis trois mois une douleur au milieu du bras droit, et en se retournant dans son lit, elle se cassa l'humérus de ce côté, au niveau du point où siégeait la douleur. On lui mit un appareil amidonné ; elle garda l'appareil pendant trois mois, et au bout de ce temps elle put se servir de son bras, bien qu'il y eût un peu de raideur dans l'articulation de l'épaule. En même temps elle commença à sentir une douleur à la jambe droite, où se développa une tumeur de la grosseur d'une noisette. Tous les moyens qu'on employa pendant trois mois n'amenèrent aucun soulagement, et même au bout de ce temps, sans que la malade fît aucun mouvement dans son lit, le membre se fractura au niveau du point douloureux. C'était le 14 décembre 1837. Plus tard, elle se cassa successivement la jambe gauche, la cuisse droite, pendant qu'elle se mettait sur un bassin.

A son entrée à la Salpétrière le 17 septembre 1838, elle était dans l'état suivant : le facies, pâle et amaigri, présente cette teinte jaune-paille, caractéristique de la diathèse cancéreuse. Les voies digestives sont en bon état ; le foie et la rate ne paraissent pas malades ; les organes génitaux-urinaires sont sains ; la malade n'a jamais eu de maladie syphilitique ; le ventre est très sonore, le thorax résonne bien : aussi la respiration est normale.

Le sternum présente une voussure considérable vers son milieu ; il est très déprimé à ses extrémités. Rien de particulier du côté des centres nerveux et des sens.

Quant aux membres inférieurs, le gauche n'a que 48 centimètres de longueur ; il est tellement infiltré qu'il

est impossible de reconnaître aucune saillie osseuse normale. La cuisse est surtout le siége de ce raccourcissement, par suite des courbures qu'elle présente. Quatre
travers des doigts au-dessous de la rotule, existe une fracture de la jambe, sans grand déplacement ; on constate la
mobilité, mais les douleurs empêchent de sentir la crépi-
tation. Le membre inférieur droit est plus long de 3 centimètres que le gauche, il est moins infiltré et moins dif-
forme ; la jambe paraît fracturée au tiers inférieur ; au niveau de la fracture saillie de deux fragments, la peau est
rouge et distendue. Douleur dans le bras et l'avant-bras
gauche. Au niveau de l'extrémité supérieure du cubitus de
ce côté, existe une tumeur renittente, mal circonscrite,
indolente à la pression, de près de 2 centimètres de diamètre. Rien du côté du membre supérieur droit. Les
douleurs augmentent lorsque le temps est humide et froid.

Plus tard, pendant le séjour de la malade à l'infirmerie,
elle éprouve des exacerbations dans les douleurs ; elle a
quelquefois de la dispnée, qui va jusqu'à la suffocation ;
les battements du cœur sont quelquefois tumultueux, la
respiration s'entend à peine, il y avait plus de ballonne-
ment dans le ventre, et un peu de difficulté dans l'émission de l'urine.

Le 10 juin 1839, dyspnée et angoisses très grandes, le
facies exprime la souffrance, la respiration s'entend à
peine, la poitrine paraît avoir perdu sa convexité et s'être
aplatie d'avant en arrière. Les accidents allaient en augmentant, et le 12 du même mois la gêne de la respiration
est au plus haut degré, la malade peut à peine parler, tout
le corps, et surtout le visage, sont couverts d'une sueur
froide et visqueuse ; la malade ne peut prendre que de la

tisane. Le 13, elle ne prononce plus aucune plainte, la déglutition des liquides même est impossible ; il y a du râle trachéal. La malade expire le 14 à six heures du matin.

Autopsie trente-six heures après la mort.

Point de raideur cadavérique. La longueur du corps est de 1 mètre 24 centimètres (45 pouces). On ne voit aucune lésion dans l'encéphale.

Les poumons sont gorgés de sang, partout crépitants et surnageant l'eau ; le cœur, peu volumineux, contient quelques caillots de sang.

Le tube digestif ne contient que quelques plaques rouges insignifiantes, il est distendu par les gaz. Le foie est volumineux, il est d'une couleur jaune pâle, mou, s'écrasant facilement sous le doigt, qu'il graisse ainsi que le bistouri. La vésicule biliaire contient beaucoup de bile d'un vert clair. Rien pour la rate. Les reins volumineux, la vessie contractée et vide d'urine ; rien d'insolite du côté des organes génitaux ; seulement un kyste séreux à l'ovaire gauche.

Les muscles sont sains, un peu pâles, infiltration du tissu profond et superficiel.

Os. La voûte du crâne est dépressible, ramollissement moindre à la base. Le périoste sain se détache facilement. Les os sont rouges, le diploé est infiltré d'une bouillie rougeâtre. La lame externe est détruite sur quelques points. Les os de la face présentent des altérations analogues. Le maxillaire inférieur est mieux conservé.

La colonne vertébrale offre une déviation à droite à la région dorsale ; toutes les vertèbres sont ramollies, ce ramollissement porte surtout sur les corps, le tissu fibreux qui le revet, et ces disques intervertébraux sont sains. Le sacrum offre des altérations analogues.

Le sternum offre des voussures indiquées pendant la vie, il est ramolli, les cartilages cassants sont sains. Les quelques premières côtes sont fracturées, elles sont tellement flexibles, que lorsqu'on a eu retiré les viscères thoraciques, le sternum venait presque toucher la colonne vertébrale.

Pour les membres, les omoplates et les clavicules sont ramollies, une des dernières, c'est-à-dire la gauche est cassée.

L'humérus droit présente deux fractures, une au tiers supérieur, une autre au tiers moyen : la première paraît être récente, l'humérus gauche est tellement ramolli, qu'on peut le plier au point de faire toucher les deux extrémités, sans le fracturer. Il est altéré de telle sorte qu'il représente un canal à parois osseuses, excessivement minces et tapissées d'un périoste sain. La cavité de l'os très grande est remplie d'une pulpe rougeâtre de la consistance d'une gelée de groseille, l'avant-bras droit est peu ramolli, le radius présente une et le cubitus deux fractures, lesquelles paraissent être produites après la mort.

Les os de l'avant-bras gauche sont plus ramollis, l'altération est analogue à celle de l'humérus de ce côté. Le quart inférieur du cubitus est le siége d'un gonflement comme gélatineux, qui soulève le carré pronateur et n'occupe que la face antérieure. Tous les os des mains et surtout ceux des carpes sont ramollis.

Membres inférieurs. Les os du bassin sont mous, au point qu'on donne à cette boîte la forme qu'on juge convenable : du reste mêmes altérations que celles de l'humérus. Les fémurs sont fortement courbés, leur ramollissement est poussé au plus haut degré quand on les palpe, surtout au niveau des condyles, on croit sentir une véritable fluctuation. Du reste, le caractère de ce ramollissement est en tout point semblable, dit l'auteur, à celui qu'il a signalé pour l'humérus gauche. Les deux tibias sont fortement ramollis, le gauche s'applatit sous son propre poids. Le droit présente à son tiers moyen un gonflement ovoïde, il est constitué par une foule de vacuoles de la grosseur d'une noisette, vacuoles qui sont remplies par un tissu rougeàtre. Dans le reste de leur étendue, les tibias sont altérés de la même manière que les fémurs. A part l'extrémité inférieure du péroné qui est encore assez résistant, toute l'étendue de cet os est ramollie. Tous les os des pieds offrent des altérations analogues à celles des os de la main. Les articulations des membres inférieurs et supérieurs sont saines.

RAMOLLISSEMENT DES OS PRODUIT PAR LE RACHITISME.

1. Planque (1) parle d'un homme de Sedan, observé par Bauda, il se nommait Pierre Siga, il est mort l'an 1650. Sa maladie commença à vingt-quatre ans par des douleurs aux talons, deux mois après aux genoux, et le malade ne pouvait marcher qu'avec des béquilles. Plus tard la douleur remonta à la cuisse, l'année après il devint impotent, ne put faire aucun mouvement, ressentant de grandes douleurs dans toutes les jointures, ce qui l'obligea à ne pas

(1) *Bibliothèque choisie de Médecine*, t. i, p. 502.

quitter le lit. Les douleurs continuaient tant qu'il y avait quelques os dur. Trois mois après les os se ramollirent comme de la cire, et alors on pouvait donner à son corps et à ses membres la figure qu'on voulait sans que le malade en ressentit la moindre douleur. A la fin, les os devinrent si mous que les muscles s'étant contractés, cet homme, qui était d'une bonne taille, fut réduit à la hauteur d'un enfant de deux ou trois ans. La tête devint ronde, la cuisse n'avait pas plus de six pouces de longueur, sa poitrine était celle d'un oiseau. Cependant il faisait assez bien toutes ses fonctions au mouvement près ; il était gai, mais les derniers mois de sa vie les douleurs le reprirent, elles le tourmentèrent jusqu'à la mort, qui arriva à sa trente-deuxième année. Les uns croyaient ce ramollissement scorbutique, Courtial pense qu'il a été produit par un virus vénérien, parce que le malade a eu dans sa jeunesse la blennorrhagie. Nous croyons que le rachitisme est la cause de cette affection, et nous basons notre opinion sur l'absence des symptômes de scorbut, de syphilis ou de cancer sur l'âge peu avancé du malade, enfin sur la marche de la maladie qui a commencé par les extrémités inférieures et s'étendait, comme M. Guérin s'exprime, de bas en haut.

2. L'observation de Bernard d'Armagnac (1) appartient évidemment à cette catégorie de faits. Cette personne était âgée de neuf à dix ans lorsqu'elle a eu une fièvre maligne dont elle a bien guéri, mais elle conserva toujours la fréquence du pouls. Elle était toujours alitée, on ne pouvait ni la remuer, ni la toucher, car elle craignait qu'on ne lui cassât les os. Cinq à six mois avant sa mort, tous

____

(1) *Mercure*, mars 1700, p. 156.

les os avaient si peu de consistance, que lorsqu'on la remuait il semblait qu'on touchât de la pâte; il fallait lui
mettre des aliments dans la bouche et elle ne pouvait les
mâcher s'ils n'étaient pas liquides à cause de la mollesse
des mâchoires. Elle est devenue très contrefaite, se plaignait de la dyssenterie, des battements du cœur et des douleurs vagues; elle avait de la diarrhée, des épistaxis. Tous
les os des membres étaient ramollis, on n'y trouva aucune
moelle, ni aucune cavité, tous paraissaient spongieux et
mous comme la cire ramollie : les os du tronc étaient
de la même mollesse. Les os de la tête étaient très mous,
on les coupait avec un rasoir; le diploé était confondu
avec les deux tables des os; en un mot tous les os du crâne
étaient mous comme la cire ramollie.

Il y avait un grand abcès à l'articulation iléofémorale
droite, et au milieu du fémur gauche l'os a disparu dans
la longueur de quatre à cinq travers de doigts, mais on
trouva à sa place une chair molle, spongieuse et fort
rouge. Tous les cartilages, les tendons, les ligaments
étaient comme de la bouillie; toutes les chaires fort molles
et relâchées paraissaient comme œdémateuses.

3. Buchner (1) dans sa *Disput. de rachit. perf. et imper-
fecta*, rapporte l'histoire d'une fille sevrée au bout de six
mois, qui se portait bien jusqu'à sa deuxième année où
elle a eu ses dents sans convulsion, il est vrai, mais beaucoup de fièvre et même du délire. A sa cinquième année,
ses articulations étaient nouées, le sternum s'éleva, le ventre et la tête se gonflèrent, les jambes étaient moins aptes
à marcher. A sept ans ses dents ont été réparées, mais la

____

(1) *Disputationes ad morb. historiam et curatio*, etc. A. HALLERSA, t. VI.
Lausannes, 1758.

maladie marchait toujours insensiblement, lorsqu'à onze ans la malade ne pouvait plus marcher. Plus tard, son corps se raccourcit au point qu'il était plus court d'un pied, la tête augmentée de volume était enfoncée entre les épaules relevées, les membres inférieurs et supérieurs se courbèrent et se contournèrent de manière que la malade ressemblait à un monstre, dit Buchner. Elle ne pouvait pas s'asseoir, on était obligé de la suspendre par les bras et le dos, et ne pouvait même pas soutenir sa tête ; elle avait une fièvre continuelle, elle conserva toujours ses facultés intellectuelles, et mourut à sa seizième année. Un phénomène remarquable chez cette fille était l'hydrophobie, une grande aversion pour les liquides, qui se déclara vers la fin de la vie, et a duré pendant quatre ou cinq semaines. Le phénomène cessa huit jours avant sa mort. Il faut encore ajouter qu'à sa quinzième année elle se plaignait de douleurs violentes, qui se logeaient surtout autour des articulations : elle avait une grande gêne de la respiration et une haleine très fétide.

4. Une autre fille, sœur de la première, a eu deux fois une variole confluente. Elle se portait assez bien pendant deux ans, mais lorsqu'elle commença à avoir des dents, elle fut sujette aux convulsions tellement fortes, que le sang sortait souvent par la bouche ; ces accidents cessèrent avec la dentition accomplie, mais elle commença à se nouer et les dents à se gâter. Elle les perdit toutes à trois ans et demi, elle se cassa la cuisse en courant dans la rue, et bien qu'elle eut marché depuis sa première année, elle ne pouvait plus se servir de ses membres dès le moment de la fracture, même lorsque cette fracture a été consolidée. Peu à peu son corps se déforma. Depuis ce moment elle a eu

toujours bon appétit, beaucoup de sommeil et de diarrhée
qui cessait par intervalle, elle a souffert de la dypsnée,
rendait aussi une haleine fétide. Trois jours avant la mort,
sa vue se voila, et des convulsions légères terminèrent ses
jours.

Autopsie. Son corps n'était pas rigide, mais très flasque.
Les membres allaient selon leur poids et selon comme on
les tournait; le sang était très clair, délié, d'un rouge
brillant. La peau était épaissie. Les grandes lèvres flasques
et pendantes. Le tissu cellulaire sans graisse, les muscles
flasques et décolorés. Les cartilages étaient très mous et
très faciles à couper. Les os eux-mêmes étaient tout-à-fait
ressemblant à un cartilage.

Buchner divisa avec un couteau un fémur; les os du
bassin étaient tellement mous et tellement affaissés, qu'ils
permettaient à peine à un doigt de pénétrer par l'anus, et
la vessie était expulsée dans l'hypogastre. La cavité des os
longs était aplatie, de manière que la cavité cylindrique
a pris une forme plate et parallélogramique, elle contenait un liquide séreux, rougeâtre, non graisseux, qui
sortait à travers les pores par la pression. Les os spongieux ne présentaient aucune cellule à l'examen. La
vessie était très volumineuse et remplie d'urine, l'estomac vide mais d'un grande capacité et flasque. La vésicule biliaire sans trace de bile. Le foie sain, seulement
augmenté de volume. Les reins et le pancréas très sains. La
rate plus petite et plus dure, les poumons décolorés et
pâles, autrement sains, ni concrétions tophacées, ni tuberculeuses, ni vomiques, ni suppuration aucune, pas
même d'adhérence, le cœur flasque et volumineux. La tête
n'a pas été ouverte.

5. Un jeune homme (1) de vingt-cinq ans, qui a été noué dans son enfance, demeura dans cet état environ jusqu'à sa douzième année, où il commença à marcher, et il continua à le faire jusqu'à l'âge de vingt ans, mais à cette époque de sa vie il tomba malade et garda le lit pendant cinq à six mois, étant toujours valétudinaire. Lorsqu'un jour voulant descendre de son lit pour aller sur le bassin, il se cassa la cuisse. On le recoucha et on appela le chirurgien, qui ne pouvait s'imaginer que la cuisse pût être cassée dans un mouvement si léger; il traita cet accident comme un simple effort, et appliqua quelques remèdes au mal qu'il s'imaginait. Mais comme le malade se plaignait continuellement, on en appela d'autres au bout de quinze jours qui reconnurent la fracture. Cependant bien que mal remise, ils ne jugèrent point à propos de rien entreprendre, à cause de la faiblesse et de la mauvaise disposition du sujet. Ainsi il fut obligé de rester au lit pendant cinq à six ans, par la seule impuissance dans laquelle il se trouvait pour marcher. Enfin il fut reçu à la Salpétrière où il resta quinze jours. Un matin, pendant qu'on le maniait avec la plus grande précaution pour ne pas le faire souffrir, il se plaignait de nouveau qu'il avait la cuisse cassée. On n'y ajouta pas foi, cependant on le plaça dans la position la plus commode à son état. Enfin, cinq à six jours après, le malade mourut, et on reconnut l'existence des fractures. Du reste, Duverney ne dit rien autre chose sur les altérations cadavériques des os.

6. Ludwig (Gotlieb) (2) nous a laissé l'observation suivante qui présente de l'intérêt sous beaucoup de rapports

(1) Duverney, *Traité des Maladies des Os*, vol. II, p. 298.

(2) *Aussi dans les disputat. ad. morbor., etc.,* Al. Hallerus, t. VI, p. 327.

et dans laquelle on voit que le rachitisme a aussi été la cause de la maladie. Élisabeth Winkler, née à Leipsick de parents pauvres, d'une constitution faible et amaigrie, se nourrissait des aliments peu suffisants et peu substantiels qu'elle gagnait tantôt par un travail sédentaire, tantôt par les aumônes qu'elle obtenait. Elle n'a jamais été affectée de syphilis, ses parents en ont été exempts aussi. Elle ressentait des douleurs rhumatismales et goutteuses, non seulement dans les articulations, mais aussi dans tout le corps, et éprouva peu de soulagement des médicaments qu'on lui avait administrés. Elle fut transportée à l'hôpital où elle était sujette aux mêmes douleurs, elle a eu la fièvre maligne, et réduite au dernier marasme, elle mourut à sa quarante-troisième année.

Autopsie. Un grand amaigrissement du corps. Le ventre était contracté, le thorax contrefait, et la tête penchée sur la poitrine. La peau était rude et sèche, mais sans aucune trace de maladie cutanée. Le cerveau était sain. Les autres parties molles décrites avec beaucoup de soin n'ont aucune importance pour la lésion dont nous nous occupons, aussi les passerons-nous sous silence et nous allons décrire les altérations du système osseux. Le périoste adhérait moins intimement qu'à l'ordinaire, et pouvait être séparé des os avec le manche du scalpel, du reste la structure n'était pas altérée.

La moelle des os examinée dans un fémur était à peine figée, elle était molle et presque fluide. Dans la partie inférieure du fémur, elle était blanche et pure, celle qui remplissait les cellules du tissu spongieux des extrémités était rosée et même mêlée de grumeaux de sang ; dans les autres os la substance médullaire était analogue à celle que nous venons de décrire dans le fémur. Son état était aussi le même dans les os plats, dans ceux des pieds et des mains.

Les os de la tête étaient assez durs ; le diploé était deux fois plus épais que dans les os sains, les deux tables au contraire étaient amincies. La portion pertrée du temporale était dure, mais moins qu'à l'ordinaire. Les dents n'étaient nullement ramollies, quelques-unes seulement cariées.

Les os du tronc étaient beaucoup plus altérés. La mollesse des vertèbres augmentait à mesure qu'on les examinait plus près du sacrum qui était le plus ramolli. Les corps étaient plus mous que les apophyses, les premiers cédaient sous la pression du doigt. Il y avait des déviations légères de la colonne vertébrale ; la courbure antéro-postérieure fut tellement prononcée, que les côtes touchaient presque aux crêtes des os des iles. Les courbures des côtes s'expliquaient par leur mollesse qui a atteint un tel degré, qu'on pouvait les courber de toutes les manières comme un carton sans crainte de les casser. Leurs lames externes étaient tellement amincies qu'elles laissaient voir les cellules. On observait les mêmes altérations aux os des iles. Le bassin était légèrement déformé.

Les clavicules étaient très ramollies, elles ont facilement augmenté leurs courbures naturelles, surtout celles qui approchent le sternum. Du reste ces deux os étaient cassés et présentaient de fausses articulations.

Les omoplates étaient molles, flexibles, courbées, et, à l'endroit où elles sont transparentes, elles étaient minces comme du papier.

L'humérus, le cubitus et le radius ne paraissaient former que des lamelles, et se laissaient déprimer très facilement même dans leur milieu. Les os de la main étaient également ramollis, les os des extrémités inférieures présentaient le même ramollissement.

La surface des os était un peu plus rude à l'endroit où le périoste adhérait avec plus de force. Les cellules du tissu spongieux étaient agrandies et contenaient une plus grande quantité de moelle. Dans tous les os, les lames de tissu compact étaient très amincies ; elles sont devenues transparentes, et laissaient voir le tissu spongieux. La partie moyenne des os longs, qui est composée des lamelles intimement réunies, n'offrait point de ces lamelles ; aussi l'artère nourricière du tibia, qui a un canal propre dans l'état sain, n'était contenue, dans le tissu compacte, que dans un canal de la longueur de deux lignes ; dans le reste de son trajet, elle était entourée d'une membrane très mince qui l'accompagnait jusqu'au milieu de l'os. Enfin, ces os exposés au soleil, laissaient voir une efflorescence d'une matière calcaire, ce qui ne s'observe pas dans les os sains.

7. Nous trouvons dans l'*Anatomie pathologique* de Lobstein, l'observation suivante, que l'auteur a tirée d'un ouvrage allemand (1), et dans laquelle on peut voir que le ramollissement des os ne peut être attribué qu'au rachitisme.

Une dame anglaise, non mariée, âgée de 35 ans, d'une constitution délicate. Elle a demeuré à Paris, l'an 1816, pendant deux mois de l'hiver, dans une chambre mal chauffée et humide, mettait souvent des vêtements humides aussi. Lorsqu'elle revint à Londres son dos était

______

(1) *Samml. ausers. Abhœndi.*, t, VIII.

un peu voûté, plus tard , elle avait une éruption à la tête et de la raideur dans les membres inférieurs, qui a été suivie d'une grande difficulté dans la marche. Il y avait une douleur excessive dans la hanche droite ; les chairs étaient flasques et molles. La malade prit des bains de mer qui amenèrent une amélioration dans sa santé, sous tous les rapports. Mais quelque temps après, les forces s'affaiblirent, les digestions commencèrent à se déranger, et, en 1821, les accidents énumérés revinrent avec plus de gravité encore. Les douleurs, dans les membres inférieurs, devinrent tellement violentes, qu'on était obligé d'y toucher avec les plus grandes précautions pour ne pas les augmenter ; lorsqu'un jour, en changeant la malade de lit, la cuisse droite a été fracturée. On appliqua un bandage, mais le membre ne se consolida jamais. Plus tard, le bras gauche commença aussi à devenir douloureux , la douleur était brûlante , et s'étendait dans les articulations du poignet et des phalanges , pendant que la douleur de la cuisse avait diminué. Il y avait des sueurs nauséabondes qui soulageaient la malade, et on pouvait les provoquer, dit l'auteur, en glissant légèrement la main sur la cuisse droite. Le membre inférieur gauche devint aussi douloureux. La malade avait la sensation d'une forte constriction au milieu de ce membre. Enfin, les douleurs devinrent générales, il y a eu de la diarrhée, et la malade mourut en conservant ses facultés intellectuelles jusqu'au dernier moment.

Autopsie. A la cuisse gauche il y avait encore de la graisse, les muscles n'étaient point atrophiés. Le périoste était dense, quoique mince, et représentait un tuyau rempli d'une masse molle, laquelle examinée plus attentivement, était une pulpe rouge, et ressemblait, dans quelques endroits, à la substance du foie, et dans d'autres, à du sang caillé. Il n'y avait de substance osseuse qu'aux extrémités articulaires des os, où l'on en rencontrait quelques lames minces, ressemblant à de petits fragments de coquilles d'œufs. Ce qu'il y avait de bien particulier, c'est un étranglement du fémur, à l'endroit où existait une sensation de constriction. Cet étranglement tenait sans aucun doute à l'existence d'une fracture qui s'est consolidée comme celles que nous verrons aux jambes de Potiron. Le fémur droit était en tout analogue au fémur gauche.

On pouvait couper avec un scalpel la partie inférieure des deux tibias, les os du bassin, les corps des vertèbres, le sternum et les côtes. Il n'en était pas de même des os des extrémités supérieures et de ceux du crâne. Les cartilages et les ligaments articulaires n'offraient aucune altération, les organes de la poitrine et du bas ventre étaient sains. La vésicule du fiel renfermait un petit calcul.

Si ces observations n'étaient pas accompagnées d'assez de détails pour quelques personnes, pour qu'elles puissent se croire autorisées à considérer le rachitisme comme cause du ramollissement des os, le fait que nous allons rapporter enfin, et qui s'est présenté à notre observation, serait une preuve incontestable que l'ostéomalacie n'est souvent que le plus haut degré du rachitisme.

Observation du nommé Potiron, mort par suite du ramollissement des os, à l'hôpital Cochin, le 12 décembre 1837.

Potiron (Charles-Auguste), âgé de dix-huit ans, tour

neur, est entré à l'hôpital Cochin, le 26 mai 1837. Né d'un père qui a toujours joui d'une bonne santé, sa mère, au contraire, a été souvent malade, elle a craché du sang et toussait ordinairement ; elle a eu une maladie syphilitique qui lui a été donnée par la nourrice qui l'a allaitée. De dix-neuf frères et sœurs de Potiron, la plupart sont morts en bas âge, et des trois autres qui ont survécu, deux jouissent d'une bonne santé, et le troisième porte tous les caractères d'une constitution scrofuleuse. Le malade est né à Angers, il a été à la campagne jusqu'en 1830, époque où il est venu habiter Paris.

En province, il se portait assez bien, excepté qu'il était ordinairement pâle ; il avait souvent les ganglions du cou engorgés, des croûtes (gourmes) sur la tête, dont il fut guéri au bout d'un mois. Dans son enfance, il a eu la rougeole, et à l'âge de six à huit ans, la colonne vertébrale se dévia un peu, mais elle fut redressée par un corset de baleine, qu'il avait porté pendant très longtemps. Il s'enrhumait facilement en hiver, mais il n'a jamais craché le sang ; il n'éprouvait point de douleurs dans les membres ; il courait beaucoup dans les champs ; sa croissance était rapide ; et il était plus grand que ne comportait son âge. Sa tête était bien conformée, il avait toujours une propension au sommeil ; il n'a jamais eu de maladie vénérienne ; il était peu porté pour le sexe, et il ne s'est jamais adonné à l'onanisme.

Au mois d'août 1830, il quitta sa ville natale pour venir à Paris, où il s'occupa d'abord à faire des boutons, et en dernier lieu, il était tourneur. Pendant les cinq premières années de son séjour à Paris, il se portait encore assez bien, ses membres ne présentaient aucune déviation ; il avait toujours beaucoup d'appétit, mais il se nourrissait très mal ; il travaillait, en outre, dans un atelier très humide, qui fut même inondé pendant les pluies. Il avait presque toujours du dévoiement (quatre à six selles par jour) ; les ganglions du cou augmentaient passagèrement de volume ; il était toujours pâle, et maigrissait considérablement, cependant il marchait encore sans gêne.

En dehors, et sur chaque côté de la symphyse du menton, une petite tumeur dure, indolente, commença à se former quatre ans avant son entrée à l'hôpital Cochin. Ces tumeurs augmentaient peu à peu de volume, et deux ans et demi avant cette même entrée, deux douleurs se firent sentir dans les extrémités inférieures, dont la droite s'était raccourcie notablement, et le malade commença à boiter de ce côté ; plus tard ce membre même fléchissait sous le poids du corps. Bientôt les douleurs s'étendirent aux membres supérieurs, et augmentèrent d'intensité ; elles étaient conquassantes et quelquefois tellement vives, qu'elles arrachaient des larmes au malade. Elles étaient continues, duraient même pendant le repos, s'exaspéraient un peu par la marche, et acquéraient le plus haut degré d'intensité, quand le malade se reposait, après un exercice prolongé. Quand il étendait ses membres, il éprouvait des douleurs très vives, et entendait même craquer les os.

Jusqu'alors les extrémités n'avaient présenté ni déviation ni gonflement appréciables ; mais la marche du malade devenait de plus en plus difficile, à cause des douleurs et de la faiblesse qu'il ressentait dans les membres. Plus tard, il ne pouvait marcher qu'à l'aide d'un bâton, il restait le plus souvent assis dans un fauteuil, dont il ne pouvait même se soulever qu'en s'appuyant sur ses mains; et il dit que c'est en exécutant ce mouvement que ses jambes lui ont manqué, qu'il tomba par terre et se cassa la cuisse droite, cet accident lui arriva dix-huit mois avant son entrée à Cochin.

Après cette chûte, il se fit transporter d'abord à l'hôpital Saint-Louis, où l'on constata une fracture à la partie moyenne de la cuisse. On appliqua un appareil qu'il garda pendant sept mois. Quelques jours après, en le mettant sur le bassin, on lui cassa l'autre cuisse, et quelques mois plus tard, la jambe gauche fut fracturée en opérant la même manœuvre. On appliqua toujours des appareils sans obtenir de consolidation appréciable, lorsque l'humérus gauche se cassa aussi pendant le sommeil.

A la suite de toutes ces fractures et de la marche progressive du ramollissement osseux, les membres se racourcirent et se contournèrent dans divers sens, de sorte que le malade ne pouvait plus s'en servir. Il ne pouvait même soulever son tronc qu'en s'appuyant sur les coudes et la tête, parce que les muscles des parois abdominales ne pouvaient agir à cause de la mollesse des os du bassin; il affirme qu'il avait perdu beaucoup de son embonpoint pendant son séjour à Saint-Louis. C'est aussi pendant ce temps que les deux tumeurs de l'os maxillaire inférieur avaient encore augmenté de volume, et la face est devenue aussi large au niveau de la mâchoire inférieure, qu'elle était au niveau des pommettes; la respiration était toujours gênée et accélérée, mais l'appétit était conservé. Les urines coulaient facilement; il dormait beaucoup, et était toujours couché sur le dos. On lui fit prendre pendant longtemps la décoction de garance.

Après un séjour prolongé à cet hôpltal, le malade le quitta pour se faire transporter à l'hôpital Cochin, où nous l'avons trouvé dans l'état suivant:

Il est couché sur le dos, un peu tourné vers le côté gauche, le corps est très amaigri, la peau fine, pâle, les cheveux blonds; il porte les signes d'une constitution lymphatique. Les facultés intellectuelles sont bien développées, tous les sens sont intacts; la tête est volumineuse, la région frontale proémine; la circonférence de la tête en passant par le front, et la protubérance occipitale externe a dix-neuf pouces (50 centimètres); depuis la racine du nez jusqu'à la même protubérance, en passant par le sinciput, elle a douze pouces (32 centimètres); et d'un conduit auditif externe à l'autre, en passant également par le vertex trente-cinq centimètres (30 pouces et demi). On n'aperçoit sur la tête ni tumeur ni enfoncement anormal. Le malade n'éprouve point de céphalalgie; il fait exécuter à la tête tous les mouvements sans difficulté, mais il y éprouve de la pesenteur, et il a une grande propension au sommeil. La face est bien conformée, excepté que la mâchoire inférieure présente, à quelques lignes en dehors de la symphyse du menton, et de chaque côté, une tumeur du volume d'une grosse noix. Ces tumeurs sont lisses au toucher, indolentes à la pression, elles soulèvent la peau à l'extérieur, et la membrane muqueuse des gencives dans la bouche, ce qui retrécit la cavité buccale : du reste, elles sont immobiles, adhèrent évidemment à l'os maxillaire, dont le reste est très gonflé et bosselé; il n'y a pas de douleurs ni à la mâchoire ni aûx dents, lesquelles sont dures et solides, quelques-unes sont cariées. Les parotides sont peu volumineuses. On voit à la région cervicale de petits ganglions lymphatiques indurés.

Le thorax applati d'avant en arrière et latéralement, présente une forme carrée, les côtes s'articulent avec les cartilages à angle presque droit, et au niveau de leurs articulations, on voit une série de petites tumeurs, qui paraissent dessiner la ligne de leur réunion; en outre, on remarque d'autres inégalités qui dépendent du gonflement des côtes, celles-ci fléchissent sous la pression, et présentent des traces évidentes de plusieurs fractures. Le sternum, loin d'être bombé, est plutôt enfoncé dans la poitrine; les clavicules très molles ont leurs courbures naturelles augmentées, par conséquent leurs extrémités sont rapprochées, de sorte que la droite n'a que huit centimètres (3 pouces), la gauche sept centimètres (2 pouces et demi) de longueur. La respiration est accélérée, courte, diaphragmatique; il y a de la dypsnée. A l'auscultation on n'entend point de bruits anormaux, seulement le murmure respiratoire est faible, il n'y a presque pas de toux.

Le malade éprouve des palpitations, mais les bruits du cœur sont réguliers et normaux, seulement cet organe paraît être abaissé, il est un peu dévié à droite.

Le ventre est volumineux, tendu, indolent à la pression; on ne sent aucune tumeur dans sa cavité; mais à à la région lombaire, et au-dessous des fausses côtes droites, on sent une tumeur mobile, allongée du haut en bas, indolente, lisse, laquelle ressemble à un rein volumineux; elle paraît plutôt se continuer avec le foie. L'appétit est bien conservé, la soif est modérée ; il n'y a pas de dévoiement, les urines coulent bien, mais elles déposent assez abondamment une matière blanchâtre. Les parties génitales sont bien développées.

Les extrémités inférieures sont très déformées ; la droite est plus courte à cause des flexuosités que la cuisse présente en divers sens, et à cause du raccourcissement de la jambe, laquelle est tuméfiée et comme rentrée en elle-même, sans être déviée de sa direction normale. Au niveau du genou, il y a aussi une tuméfaction très considérable ; les régions antérieure et postérieure de ce membre conservent leurs positions respectives. Le pied est fortement étendu sur la jambe ; il est équin.

Du côté gauche le membre présente une telle torsion, que sa région antérieure regarde en dedans, et la jambe, qui auparavant formait déjà avec la cuisse un angle droit, lui est aujourd'hui parallèle, et ce membre offre une courbure à concavité supérieure ; le pied regarde l'aisselle du même côté.

Le malade éprouve des chaleurs dans les membres, qui fléchissent sous la pression, quel que soit le point que l'on comprime. Il ne souffre pas de ses membres, lorsqu'on le laisse tranquille ; mais les mouvements qu'on leur imprime provoquent des douleurs. Les os du bassin sont aussi enflés et douloureux à la pression ; du reste, ils ne présentent aucune déformation appréciable.

Les membres supérieurs sont aussi déformés ; l'humérus gauche est plus courbé que le droit, et toutes ces distorsions, ainsi que le peu de résistance des os, font que les membres restent immobiles et soustraits à l'influence de la volonté ; le malade n'a que le bras droit avec lequel il exerce encore des mouvements assez étendus, et dont il peut se servir pour porter les aliments à la bouche. Les os des avant-bras et ceux des mains sont encore assez solides et peu déformés.

Les ganglions des aînes et des aisselles sont durs ; les amygdales deviennent parfois très volumineuses. Alors elles se touchent presque, et gênent la déglutition et la respiration. Le pouls est ordinairement fréquent et petit.

Tel était l'état du malade à son entrée à l'hôpital Cochin ; mais tous ces accidents, loin de rester stationnaires, allaient en s'aggravant. Il avait souvent des sueurs abondantes, dormait ordinairement beaucoup, et parlait souvent pendant le sommeil. Il se plaignait d'une pesanteur de tête ; il ne pouvait même pas la soulever à la fin, à cause du peu de solidité et de résistance que les os offraient à l'action des muscles. Il ressentait une grande chaleur dans son corps, et restait toujours le tronc découvert, quelle que fût la température de l'atmosphère. Le dévoiement, qui était d'abord rare, devenait de plus en plus fréquent, et épuisait beaucoup le malade ; la respiration devenait aussi de plus en plus gênée et accélérée. Plus tard enfin, il y eut des hémoptysies assez prolongées ; une petite saignée qui a été pratiquée soulagea beaucoup le malade pour un moment, mais quelques jours après l'oppression avait augmenté, ainsi que la brièveté de la respiration ; la voix s'étouffait, la parole devenait de plus en plus brève et comme saccadée ; l'hémoptysie se renouvela, le dévoiement ne pouvait plus être arrêté, et le malade expira le 12 décembre 1837, après avoir, au moment de la mort, accusé des douleurs très vives dans le ventre, et après beaucoup d'anxiété, d'angoisses et quelques lipothymies, conservant ses facultés intellectuelles jusqu'au dernier moment.

Nécropsie. Il n'y a point de raideur cadavérique. La peau est très blanche et surtout bien conservée ; le derme est évidemment épaissi à la jambe droite, qui est raccourcie. Cet épaississement de la peau existe surtout dans les points où elle est revenue sur elle-même, à la suite des courbures des membres. Le tissu cellulaire graisseux est peu abondant, jaunâtre, très condensé et très adhérent aux os, surtout à l'endroit où ceux-ci sont tuméfiés.

Les aponévroses sont fortes, nacrées, tendues et même épaissies, peut-être pour suppléer à la solidité que les os ont perdue par leur ramollissement. Tous les muscles sont pâles et plus ou moins atrophiés ; cette atrophie est en raison directe de l'inaction des membres auxquels ils appartiennent : ainsi, au cou, ils ont presque conservé leur volume ordinaire ; ceux des bras et du tronc sont un peu atrophiés ; ceux du bassin, des cuisses, et surtout ceux des jambes, sont réduits à des bandelettes très minces. Les tendons sont bien conservés.

Les vaisseaux n'offrent aucune anomalie ; ils conservent leur calibre, mais ils sont plus ou moins courbés pour s'ajuster au raccourcissement et aux déviations des membres, pendant que les nerfs se sont raccourcis et épaissis.

Abdomen. Après avoir enlevé les parois abdominales, on voit que le canal digestif conserve sa place ordinaire ; l'estomac est volumineux, rempli d'un liquide blanchâtre, grumeleux, inodore ; sa membrane muqueuse est enduite dans toute son étendue d'une couche épaisse de mucus ;

elle s'enlève très facilement par le grattage du scalpel (effet cadavérique). Les intestins gros et grêles sont sans altération, ils présentent seulement de loin en loin des rougeurs peu étendues. Le foie est volumineux, d'une consistance ferme; les granulations en sont bien prononcées. La rate est petite et assez pâle.

Les reins sont volumineux et bosselés à l'extérieur; du reste, leur couleur et leur structure sont normales; tous les deux, et surtout le droit, contiennent un grand nombre de graviers du volume d'un grain de millet; ces graviers occupent les bassinets; le rein droit est un peu repoussé vers le flanc du même côté, par la légère courbure que forme ici la colonne vertébrale; c'est lui qui faisait tumeur aux lombes. La vessie contenait beaucoup d'urine.

Thorax. On y voit les deux poumons affaissés, le gauche comme atrophié et repoussé en dehors et en arrière par le cœur; tous les deux présentent quelques points crépitants seulement à leur sommet; partout ailleurs ils ne crépitent point; ils sont flasques, d'une couleur rouge foncé; incisés avec le scalpel, ils laissent à peine écouler un peu de liquide sanguinolent. Il n'y a pas de traces de tubercules dans les deux poumons; rien de particulier dans les bronches; le cœur est volumineux, mais ses parois ne sont pas épaissies; du reste, aucune altération dans le système circulatoire.

Tête. La dure-mère adhère fortement à la voûte du crâne; le cerveau la remplit et la distend; il est ferme, sa substance blanche est un peu pictée. Les ventricules ne contiennent point de sérosité; la moëlle épinière est saine dans toute l'étendue du canal vertébral.

Examen des Os.

Os de la tête. Quoique plus durs que les autres os du corps, les os de la tête sont encore tellement ramollis, qu'ils se laissent entamer par le scalpel. Les sutures du crâne sont tout-à-fait effacées ; les parois de cette boîte ont de 5 à 9 millimètres (2 à 4 lignes) d'épaisseur. La surface externe du crâne est assez lisse, si ce n'est au niveau des bosses frontales et pariétales, où elle est rugueuse et comme corrodée par la carie. La coupe présente les deux tables, externe et interne, excessivement minces, entre lesquelles on voit le diploé très spongieux, mou, s'imbibant d'eau comme une éponge lorsqu'on met ces os dans un liquide. On voit dans le diploé quelques artérioles que l'injection avait pénétrées, et dans les sinus veineux des caillots de sang noir. Les sinus frontaux sont très petits et les sphénoïdaux ont été effacés ; la cavité cranienne est régulière ; les os de la face sont aussi mous et épaissis, surtout l'os maxillaire inférieur, lequel présente, au niveau des tumeurs dont nous avons parlé, une épaisseur de 1 pouce et 3 lignes (2 centimètres et 0,014. Son ramollissement pourtant existe à différents degrés, l'os étant tantôt mou et charnu, tantôt spongieux et d'une couleur grisâtre, tantôt dur et comme éburné ; son périoste, comme partout ailleurs, offre un réseau vasculaire d'artères injectées, qui rampent en grand nombre dans son épaisseur. Toutes les dents conservent leur solidité normale.

Colonne vertébrale. La colonne vertébrale est presque droite ; elle offre seulement une légère convexité à droite, au niveau de la troisième vertèbre lombaire, dont le corps est au moins trois fois plus épais à droite qu'à gauche. La longueur de cette colonne, depuis le sommet du sacrum jusqu'à l'apophyse basilaire et en suivant les courbures, a 5 décimètres 0,06 et 0,009 (1 pied 9 pouces); en ligne droite, elle a 0,05 (2 pouces) de moins.

Le ramollissement des vertèbres inférieures est tellement considérable qu'on les divise en deux moitiés avec un scalpel; mais à mesure qu'on s'approche de la tête, elles sont de plus en plus dures et ne peuvent être coupées qu'avec la scie.

Le tissu spongieux de leur corps est très raréfié; les cellules sont grandes, tapissées par une membrane fine, luisante, dans laquelle on voit des artérioles capillaires remplies par l'injection. Toutes ces cellules contiennent du sang noir et liquide, qui s'en écoule quand on les incise. Les corps de la dernière vertèbre dorsale et de la troisième lombaire sont affaissés, et présentent à peine l'épaisseur d'une pièce de 5 francs, de sorte que les disques intervertébraux se touchent presque par leurs faces correspondantes. Les lames et toutes les apophyses présentent le même degré de ramollissement et la même structure; quelques-unes sont même charnues. Les arcs de deux vertèbres, dont les corps sont affaissés, sont bien conservés, quoique ramollis. Le canal vertébral n'a pas perdu de sa forme normale.

Côtes. Les os sont aussi très ramollis, surtout à leurs extrémités postérieures; les tumeurs dont nous avons parlé, et qui paraissaient occuper leurs articles avec les cartilages, se trouvent à 3 ou 4 lignes en dehors de ces articulations. Les cartilages sternaux sont bien conservés. Le sternum conserve sa forme, mais il est très mou, abreuvé de sang liquide, à tissu spongieux très raréfié.

Os du bassin. La forme du détroit supérieur et du petit bassin n'est pas détruite ; ils sont seulement un peu aplatis d'avant en arrière et rétrécis par le gonflement des os. Les os iliaques ont de 2 à 5 centimètres (1 à 2 pouces) d'épaisseur ; ils sont mous au toucher, d'un aspect noir à l'extérieur, et offrent dans les fosses iliaques externes et internes des tumeurs élastiques, formées par l'enflure des os ; ces tumeurs soulèvent le périoste, sous lequel on ne trouve qu'une lamelle très mince de tissu osseux. Les cavités cotyloïdes sont rapprochées de la symphyse pubienne ; ces os, ainsi que le sacrum, se laissent couper avec le scalpel comme le tissu du foie.

Fémurs. Les deux fémurs offrent des courbures considérables. En suivant ces courbures, le fémur gauche a exactement 32 centimètres (1 pied) de longueur, tandis que le droit a 29 centimètres (10 pouces et demi) ; en ligne droite, le premier n'a que 14 centimètres (5 pouces et demi), et le second 2 centimètres de plus. Leur circonférence est de 8 centimètres (3 pouces) à la partie moyenne, et de 27 centimètres (10 pouces) environ aux extrémités inférieures.

Le tibia gauche a 18 centimètres (7 pouces), et le droit 12 centimètres (5 pouces) de longueur : tous les deux sont comme étranglés à leur milieu, endroit où ils ont été cassés ; tous deux sont très mous et très flexibles ; ils sont à l'extérieur d'une couleur violacée, et offrent, surtout le droit, à peine quelque trace de tissu osseux.

Après avoir incisé avec un scalpel dans toute leur longueur les os du membre pelvien droit, il s'en écoule une assez grande quantité d'un liquide rouge sanguinolent ; il est fourni surtout par les os iliaques, les tibias, les astra-

gales et les calcaneum. Au fémur on voit l'absence presque complète du canal médulaire; l'os est transformé en
un tissu spongieux bleuâtre, analogue à une éponge très
fine; on y trouve des points disséminés du diamètre de
quelques lignes, d'une substance blanchâtre et homogène
comme le cartilage, ayant la même consistance; cette substance n'est pas circonscrite, mais elle s'étend d'une manière
insensible dans les cellules voisines qu'elle remplit en conservant leurs parois ramollies. Enfin, en d'autres endroits,
on voit des cavités remplies de substance molle, pultacée,
d'un rouge lie de vin; il y a à peine quelques traces de
graisse.

Tibia. Cet os ne laisse voir que quelques traces de tissu
spongieux qui est encore plus mou que celui du fémur; il
y a aussi plusieurs points cartilagineux analogues à ceux
que nous avons trouvés au fémur. La presque totalité de
cet os est formée d'une substance molle, assez homogène
dans la structure, de la même consistance que celle du foie,
d'un rouge foncé, abreuvée d'un liquide rouge sanguinolent; ce liquide est en outre rassemblé dans des cavités
assez nombreuses qui se trouvent au milieu de cette substance, et qui ont jusqu'à 0,02 (un pouce) de diamètre, ce
qui donne au tissu l'aspect du fromage de Hollande. Ces
cavités ou plutôt ces kystes ne communiquent point ensemble, et sont tapissés par une membrane à surface interne
lisse et luisante, laquelle, disséquée et examinée à la loupe,
est blanchâtre, et ne paraît point contenir de vaisseaux
dans son épaisseur. La substance rouge du tibia se laisse
couper par tranche avec le scalpel; elle donne au toucher
la sensation analogue à celle du cerveau, et aux points où
il y a quelques traces de tissu osseux, elle en remplit les

cellules ; elle contient beaucoup de petites artérioles injectées. C'est tout-à-fait la même substance, la même consistance, le même aspect, la même couleur et la même structure que présente l'intérieur des os iliaques. Les os du
pied sont aussi ramollis. L'astragale et le calcanéum présentent une substance aréolaire très raréfiée. Les cellules
en ont quelquefois plus d'une ligne de diamètre ; elles contiennent aussi un liquide sanguinolent , et sont tapissées
par une membrane très fine. Il ne paraît pas y avoir de
sels calcaires dans ces os , au moins autant qu'on peut le
constater par le peu de résistance qu'ils offrent au toucher
et à l'instrument tranchant. Les autres os du pied sont
plus ou moins ramollis ; la plupart sont blanchâtres, spongieux, remplis de graisse jaunâtre et sans dégénérescence
aucune.

Os des membres supérieurs. Les deux omoplates sont
tellement voûtées, que les deux fosses sous-épineuses ont
disparu. Les deux os sont mous , épaissis ; la portion inférieure à l'épine de l'omoplate ressemble à une membrane
fibreuse ; les cavités glénoïdes regardent en avant.

Les deux humérus et surtout le gauche sont courbés en
cinq à leur moitié supérieure , le dernier en suivant ses
courbures à 0,18 (sept pouces), en ligne droite 0,13 (cinq
pouces de longueur ; il est en outre tordu sur lui-même ,
de sorte que la main est dans une pronation très forcée, et
la région pulmaire regarde en dehors. Le même os est
gonflé près de sa tête, dont la circonférence a près de 0,18
(sept pouces) ; il se laisse aussi diviser avec le scalpel dans
toute sa longueur, et alors on voit une substance spongieuse à cellules très petites, imbibée de sérosité, privées
de matières terreuses , mais présentant par place cette

substance blanchâtre comme cartilagineuse que nous avons trouvée au fémur, seulement ici elle est d'une couleur rosée. On aperçoit aussi des cavités plus ou moins grandes qui ont remplacé le canal médullaire, et lesquelles contiennent une matière rouge, demi-liquide, sanguinolente et une pulpe blanchâtre analogue à celle du cerveau ramolli. La moitié inférieure de cet os est plus solide et conserve sa structure osseuse. Les radius et les cubitus sont aussi ramollis, ils sont spongieux, flexibles et un peu fragiles ainsi que les os des mains.

Périoste. Cette membrane est blanchâtre, épaissie, très vasculaire et adhère fortement aux os; son épaisseur, sa vascularité ainsi que son adhérence sont en raison directe avec le ramollissement et la dégénérescence des os, de sorte qu'aux deux tibias, aux os iliaques et partout ailleurs où les os sont très mous, il est presque impossible de la séparer par la dissection. Sous le périoste, la surface des os est inégale et rugueuse. Les ligaments sont assez bien conservés. Les cartilages n'ont changé ni sous le rapport de leur consistance, ni sous celui de leur couleur, ils adhèrent fortement aux parties sous-jacentes.

Analyses chimiques.

Les recherches chimiques faites avec le plus grand soin par M. Barruel fils ont donné les résultats suivants :

1. Une partie des os les plus ramollis a été traitée par l'acide hydrochlorique; une autre a été incinérée; ce chimiste a trouvé dans les cendres une quantité assez considérable de fer; en outre il a constaté que sur cent parties de menus os, il y avait 18 de sels terreux et 82 de

matières organiques, c'est-à-dire à peu près un cinquième de sels, tandis que d'après Berzelius les os de l'homme sain contiennent sur 10,000 parties, 6,434 de matières calcaires, et 3,330 de matières organiques, c'est-à-dire deux tiers de sels.

2. Une portion des os de l'avant-bras qui étaient moins ramollis que les précédents a donné sur 100 parties, 29 de sel, 71 de matières organisées, un peu plus d'un quart de sel.

3. L'urine a été examinée pendant la vie aussitôt après son excrétion ; une fois elle a été trouvée acide, une autre fois alcaline. Dans celle qui a été extraite de la vessie après la mort, M. Barruel a trouvé la présence d'une grande quantité de gélatine et un peu de phosphate de chaux.

4. Les graviers extraits des reins sont couverts de cristaux transparents, à pointements prismatiques ; ils sont d'un blanc un peu jaunâtre, l'analyse chimique a fait voir qu'ils sont pour ainsi dire exempts d'acide urique et de phosphate amoniaco magnésien et qu'ils sont complètement formés de phosphate de chaux et de matière organique.

5. La substance molle qui a envahi le tibia et les os iliaques, ainsi que le liquide sanguinolent qui remplit ses alvéoles, ne sont ni acides ni alcalins ; en outre, l'analyse de ce dernier liquide y fait reconnaître tous les caractères du sang, moins son alcalinité. Il en diffère aussi par la proportion trop considérable de matière calcaire qu'il renferme et qui équivaut à 0,12 de son poids.

Recherches microscopiques.

1. Nous avons examiné avec M. Donné le sang du

malade pendant sa vie; nous l'avons comparé avec le sang d'une personne bien portante ; voilà la différence que j'ai remarqué entre les deux : Le sang de Potiron paraissait au microscope beaucoup plus pâle que le dernier ; les points centraux des globules sanguins étaient moins apparents, et les globules eux-mêmes étaient évidemment frangés.

2. M. Donné a soumis à son examen le liquide sanguinolent qui se trouvait dans les os et dont nous avons donné l'analyse chimique plus haut il y a trouvé des globules sanguins et des cristaux prismatiques à quatre pans insolubles dans l'eau, soluble dans l'acide hydrochlorique étendu, mais sans donner de l'effervescence ; ce n'est donc pas du carbonate, mais bien du phosphate de chaux : c'est ce que l'analyse de M. Barruel a ensuite démontré.

Telle est l'observation d'un fait peut-être encore sous quelques rapports incomplets, mais qui présente des circonstances tellement extraordinaires, qu'il peut être placé à côté de ce que la science possède de plus curieux sous le rapport du ramollissement des os.

Si nous examinons un moment les symptômes et la marche de la maladie chez Potiron , nous voyons que l'époque de son commencement ne peut être fixée avec précision, il ne serait pas rationnel de la dater depuis l'apparition de deux tumeurs à l'os maxillaire inférieur, encore moins depuis la chûte dans laquelle le malade se cassa la cuisse droite, puisque cet accident a été précédé pendant longtemps par des douleurs dans les membres, lesquelles sont un des symptômes les plus constants de cette affection ; mais lorsqu'on réfléchit que l'individu, depuis sa tendre enfance, était toujours pâle, qu'il avait la

peau délicate, les ganglions du cou engorgés, une taille
élancée, que de bonne heure la colonne vertébrale avait
une tendance à la déviation, on ne peut s'empêcher de re-
culer encore plus loin l'origine de la maladie et d'admettre
que déjà dès son premier âge notre malade, ainsi que
ceux dont nous avons rapporté les observations à côté de
cette dernière, portait le germe de cette affection, qui
n'était autre chose que le rachitisme.

Nous avons vu que cette affection débuta par des douleurs vives qui se faisaient sentir dans tous les membres,
symptômes constants presque dans tous les cas consignés
dans les auteurs.

Au premier abord ces douleurs pourraient être prises
pour des douleurs rhumatismales, mais on les en distin-
guera en ce qu'elles sont plus aiguës, plus profondes et
plus générales que celles qui décèlent le rhumatisme. On
pourrait peut-être, avec plus de raison, les confondre
avec les douleurs ostéocopes, surtout si le malade se rappelle avoir jamais eu quelques symptômes de syphilis;
mais l'observation de la marche ultérieure de la maladie
lèvera toute espèce de doute à cet égard. En même temps
que les douleurs se faisaient sentir, nous avons vu que le
malade avait de la difficulté dans la progression; il entendait souvent craquer les os pendant les mouvements,
il ne pouvait marcher qu'à l'aide d'un bâton, et plus tard
il fut forcé de rester le plus souvent assis. Tous ces phénomènes sont faciles à concevoir; en effet, les os ramollis
n'offrent qu'un faible point d'appui aux agents actifs du
mouvement, les extrémités inférieures ne pouvant soutenir le poids du corps, le malade fut obligé de se servir
dans sa marche d'un bâton ou de béquilles.

Quant au craquement que le malade entendait pendant les mouvements de ses membres, on conçoit que la substance osseuse, réduite à une couche corticale très mince, devait céder aux simples tractions musculaires et produire ce phénomène. C'est aussi par suite de ce défaut de solidité des os que les membres soulevés se cassaient ou plutôt fléchissaient sous leur propre poids avec une facilité telle que les assistants, souvent les malades eux-mêmes, ne soupçonnaient pas l'existence d'une fracture qui se produisait réellement. Ainsi notre malade ne s'est pas aperçu d'une fracture de l'humérus gauche, ni de celle de quelques côtes, qui ont été constatées après la mort, et que j'attribue aux simples efforts musculaires.

Nous avons trouvé un gonflement considérable des os en général, et surtout des extrémités des os longs ; le même phénomène a été noté dans les autres cas d'ostéomalacie : il n'est pas aussi constant dans le rachitis, comme nous l'avons déjà dit et comme quelques auteurs l'ont prétendu, puisque Stanlay dit : « Je n'ai jamais observé « aucun développement extraordinaire dans les extrémités « articulaires des os déformés par le rachitis, comme pré-« tendent l'avoir vu quelques auteurs. Je serais donc dis-« posé à croire que ce phénomène n'a existé qu'en appa-« rence, et que les extrémités des os n'ont semblé gon-« flées qu'en raison de la maigreur extrême des parties « voisines (1). »

C. Weinzet prétend que les os qui, primitivement, sont formés de plusieurs pièces comme, par exemple, l'os frontal, l'os iliaque, etc., reprennent quand ils sont dé-

----

(1) *Méd. chirurg. transact.*, t. VII, p. 402.

formés par suite de leur ramollissement, même dans un âge avancé, la forme première qu'ils ont eue dans l'enfance. Je n'ai pas remarqué la même chose dans le sujet de cette observation ; je ne l'ai pas trouvé non plus dans les observations des auteurs.

Nous avons vu que la colonne vertébrale a conservé à peu près sa direction normale, mais elle était un peu raccourcie. Ne pourrait-on pas trouver la raison du premier de ces phénomènes en ce que le ramollissement, plus avancé aux extrémités inférieures, a obligé le malade de s'aliter avant que le rachis eut le temps de subir des déviations ? Le second tient évidemment à l'affaissement des corps de deux vertèbres, comme nous l'avons déjà dit plus haut, qui n'ont pu résister à cause de leur mollesse aux tractions musculaires.

Quant aux symptômes secondaires, ceux-ci étaient d'autant plus tranchés et d'autant plus graves que les os étaient plus ramollis, et par suite de ce ramollissement un organe plus important était plus gêné dans ses fonctions. Ainsi le système musculaire cessait d'exécuter ses fonctions à mesure que les leviers perdaient de leur solidité : D'abord les extrémités inférieures deviennent immobiles, plus tard les os du bassin, le sternum et les côtes ne donnent que peu de résistance aux muscles du tronc, et le malade ne pouvait se soulever qu'en s'appuyant sur les coudes et la tête ; plus tard encore, les bras ayant perdu leur solidité exécutent des mouvements moins étendus, et, à la fin, la tête elle-même est condamnée aux mouvements de latéralité. En suivant cette marche progressive de la maladie on ne peut disconvenir que la nature paraît avoir procédé dans le développement de ces symptômes d'après une loi en vertu de laquelle *un os a été affecté à une époque d'autant plus reculée qu'il protégeait des organes dont les fonctions étaient plus importantes, ou qu'il servait à des mouvements plus nécessaires à la conservation de l'individu*. Cette loi est applicable non-seulement à l'observation de Potiron, elle résulte aussi de l'examen de tous les faits de ramollissement des os produit par le rachitisme, elle est en rapport avec l'opinion de M. Guérin, qui dit que le rachitisme se développe *de bas en haut*. Enfin elle est tellement vraie pour les cas dont nous parlons qu'elle peut être regardée comme un des principaux signes qui indiquent la cause, c'est-à-dire la nature du ramollissement des os. Il n'en est pas de même pour les autres genres d'ostéomalacie, ainsi, dans le cancer, chez Ballesme, on peut voir que les côtes et le sternum étaient déjà bien ramollis lorsque le tibia commençait seulement à devenir malade, et Ballesme mourait déjà des étouffements et de la gêne dans la respiration par suite d'un degré très avancé du ramollissement des os du thorax, pendant qu'aux extrémités inférieures il n'y avait que les os de la jambe droite qui présentaient un ramollissement bien prononcé.

Pour en revenir à notre malade, on peut voir que déjà depuis longtemps les deux membres inférieurs sont cassés et complètement soustraits à l'influence de la volonté, pendant que les autres fonctions s'exécutent bien; plus tard le bras gauche se fracture, et le malade ne peut en exécuter que quelques mouvements, mais il se sert du membre droit jusqu'au dernier jour comme si la nature voulait le conserver, pour que le malade pût porter la nourriture à sa bouche. Pendant que les os du bassin sont tout-à-fait ramollis et résistent à peine à la pression, les os du thorax conservent assez de solidité pour protéger et laisser s'accomplir, quoique imparfaitement, les fonctions des poumons et du cœur, les os de la tête seulement résistent suffisamment, et les fonctions du cerveau restent intactes jusqu'au dernier moment.

Dans cette succession des symptômes de l'ostéomalacie par suite du rachitisme, on peut voir une marche en quelque sorte conservatrice qui suit encore la nature dans son œuvre. Il semble qu'incapable d'arrêter le travail désorganisateur dont elle a frappé l'être vivant, elle s'efforce, par un merveilleux calcul, d'en retarder les inévitables résultats. Qu'avons-nous observé en effet dans le développement de la maladie? Une marche lente et surtout une gradation bien remarquable dans l'importance des organes successivement envahis. Il est curieux de rapprocher de ces considérations celles que nous suggère le fait bien connu d'une ankylose générale observée par Percy. Dans ce cas, en effet, comme dans ceux dont nous nous occupons, une cruelle prévoyance, si nous pouvons dire ainsi, ralentit et dirige les progrès du mal, ce sont les articulations du pied, puis des genoux qui sont prises les premières, plus tard celles des membres supérieurs sont frappées d'immobilité. Enfin, l'ossification de toutes les articulations costales vient terminer aussi dans ce cas par l'asphyxie, qui en est la conséquence, les atroces douleurs supportées pendant près de vingt ans avec un courage inouï par l'infortuné Simore.

La gêne et l'accélération de la respiration, ainsi que les palpitations et la fréquence du pouls, tiennent à la déformation du thorax, dont les parois gênaient les fonctions du cœur et des poumons : de là aussi les hémoptysies qui survinrent dans les derniers jours, l'asphyxie croissante à laquelle succomba le malade, ainsi que l'état d'engorgement et de flaccidité des poumons dans lequel nous les avons trouvés après la mort.

Nous avons vu que le malade dormait ordinairement la bouche ouverte, ce qui tenait sans doute au gonflement des amygdales, qui augmentait encore la gêne de la respiration, gonflement dont la coïncidence avec les déformations de la poitrine a déjà frappé l'attention de Dupuytren, qui a été obligé quelques fois de faire la résection de ces glandes pour soulager le malade.

Les fonctions intellectuelles, avons-nous dit, n'ont jamais été troublées, la maladie s'étant développée à un âge où le crâne avait acquis sa forme régulière ; il conserva ensuite assez de solidité pour ne pas se déformer au point de gêner les fonctions du cerveau. Cependant le peu de ramollissement, ainsi que l'épaisseur des parois du crâne, ont pu suffire pour produire un affaissement léger sous leur propre poids, ce qui donnait lieu peut-être à la somnolence qui augmentait avec la maladie.

Enfin, un phénomène remarquable chez ce malade, ainsi que chez la femme Supiot, ce sont des sueurs abondantes accompagnées d'un sentiment de chaleur qui les forçait tous les deux à se tenir découverts quelle que fût la température de l'air ambiant.

Nous arrivons maintenant à l'axamen des altérations cadavériques qui méritent surtout notre attention, ce sont celles qui peuvent nous fournir des données les plus certaines sur le développement de cette affection.

D'abord nous avons déjà donné la raison de l'absence

de la raideur cadavérique, ainsi que de l'épaississement de
la peau. La pâleur et l'atrophie des fibres musculaires est
une suite évidente de le leur inaction, comme nous l'avons
déjà remarqué ailleurs, et les divers degrés de ces altérations dans les différentes régions du corps confirment encore la loi que nous avons exposée sur la marche progressive du ramollissement des différents os.

Ainsi nous avons trouvé les deux tibias, les deux fémurs et les os iliaques au plus haut degré de ramollissement ; viennent ensuite les humérus et les os du thorax.
La colonne vertébrale aussi présente, dans sa moitié inférieure, un ramollissement plus avancé que dans sa moitié
supérieure, où prennent naissance des nerfs d'une haute
importance pour la digestion et surtout pour la respiration.
Les os de la tête, quoique très épaissis et devenus tout-à-
fait spongieux, ont néanmoins conservé assez de résistance
pour ne pas se déformer en cédant à l'action des forces
musculaires, ce qui eût nécessairement troublé les fonctions de l'organe renfermé dans cette boîte osseuse.

Les altérations de la structure des os offrent un grand
intérêt ; il n'existe peut-être pas de fait pareil dans la
science, ou s'il s'en trouve d'autres, ils ont été décrits
trop incomplètement pour nous faire reconnaître quelque
ressemblance avec le fait dont nous nous occupons. Les
lésions les plus remarquables se présentent dans les os du
bassin et des extrémités inférieures.

L'observation de la femme Supiot, rapportée par Morand, qui a présenté des phénomènes et des déviations
tellement extraordinaires pendant la vie, que nous ne
possédons peut-être pas d'autres faits semblables, excepté

l'histoire de Sarah Hawkes (1), dont les déformations te-
naient plutôt à une maladie des articulations qu'à celle
des os ; cette observation, dis-je, est très incomplète
sous le rapport de l'anatomie pathologique. Nous y voyons
cependant que l'état des os différait entièrement de ce que
nous avons trouvé dans notre sujet. D'après l'observation
de Morand, « les os de la femme Supiot ne présentaient
point de gonflement considérable, et le tibia ouvert
dans toute sa longueur, avec un instrument tranchant,
la substance compacte ne présentait aucune résistance ;
elle était absolument changée, plus ou moins ramollie
dans toute son étendue, presque détruite dans quelques
endroits, ou ayant beaucoup perdu de son épaisseur dans
d'autres. La substance spongieuse de deux extrémités de
ces os était fort souple, et prêtait aisément à la moindre
pression ; la substance réticulaire qui traverse le milieu
des os longs pour soutenir la moelle, était presque obli-
térée. La cavité inférieure s'est trouvée remplie d'une
substance fort rouge, semblable à du sang caillé qu'on
aurait mêlé avec la graisse. » Voilà tout ce que nous
trouvons sur les altérations de la structure des os de
cette malade. On ne s'est pas plus étendu sous ce rapport, dans les histoires rapportées plus haut ; cependant
on y voit suffisamment qu'aucune ne présente de lésion
semblable à celle de notre observation.

Mais avant d'aller plus loin dans l'analyse de ces altérations, arrêtons-nous un moment à un phénomène qui
a frappé mon attention : c'est la tendance qu'ont les
membres inférieurs à s'écarter, à prendre une direction

(1) *The extraordinaris case of Sarah Hawkes, by Edward Harisson*, London,
1832, voy. planche 1.

inverse à celle qu'ils ont dans l'état normal, c'est-à-dire remonter sur les côtés parallèlement au tronc, comme nous le voyons chez la malade de Morand, pour tous les deux membres, et chez notre malade pour le membre inférieur gauche; cela tient probablement à ce que par l'incurvation et par la torsion des fémurs, les membres abdominaux se retournent de telle sorte, que la région antérieure devient interne, et la postérieure regarde en dehors. Alors les muscles fléchisseurs ne trouvant aucune résistance, pas même de la part du plan sur lequel repose le malade, ont un jeu libre, et en se retractant de plus en plus, relèvent les membres, et leur donnent ces positions extraordinaires dont nous venons de parler. Ceci est prouvé par la position qu'a conservée l'extrémité inférieure droite de Potiron, laquelle nous offre sa direction normale, parce que n'ayant pas été contournés autour de son axe, et le jarret appuyant sur les matelas, les muscles fléchisseurs pouvaient agir avec d'autant moins de force, qu'ils ont été déjà relâchés par le raccourcissement des os.

La colonne vertébrale n'est déviée que très légèrement au milieu de la troisième vertèbre lombaire, ce qui infirme l'opinion de Bichat (1) qui dit que : « l'inclinaison de l'épine née d'un vice interne, porte plutôt sur la région dorsale, tandis que celle qui provient d'une habitude, affecte plus particulièrement l'endroit de réunion de celle-ci avec la lombaire, endroit où tous les grands mouvements de flexion et d'extension générales se rapportent surtout. »

(1) *Anatomie descript.*, p. 123, 1829.

Le tissu osseux presque complètement disparu dans les tibias et les os iliaques, y est remplacé par une substance charnue, d'un rouge brun, homogène au premier aspect, abreuvée d'une sérosité rouge sanguinolente, laquelle remplit les cavités assez considérables qui se trouvent dans cette dégénérescence. Cette dernière, examinée à la loupe, permet de reconnaître qu'elle est déposée dans le tissu spongieux des os, seulement les cellules en sont agrandies, leurs parois molles et comme membraneuses disparaissent et deviennent d'autant moins apparentes dans le tissu de nouvelle formation, que son altération est plus avancée : ainsi aux tibias et aux os iliaques, il y a à peine quelques traces de structure cellulaire, et la substance molle et homogène paraît être de la nature du cancer encéphaloïde.

Or, les causes auxquelles a été exposé notre malade, ayant agi d'une manière pernicieuse sur la constitution et sur la nutrition en général de son organisme, il en est résulté un trouble dans les fonctions des solides, qui lui-même a produit une altération dans les liquides. Les différences que le microscope nous a permis de voir entre le sang de Potiron et celui d'une personne saine, nous donnent des preuves évidentes de cette altération.

Maintenant, si l'on se rappelle ce que nous avons dit sur la formation des altérations dans le ramollissement des os en général, on concevra facilement comment, par suite de ces divers dérangements que nous avons exposés tout-à-l'heure, les vaisseaux nutritifs des os deviennent incapables de séparer les sels calcaires d'un sang déjà altéré, et que ce sang arrivé dans les cellules des os peu à peu ramollis par la résorption des matières terreuses, là s'extravase et se décompose; la fibrine ou la partie blanche du sang se dépose dans les cellules et aréoles raréfiées du tissu osseux, et en vertu de sa coagulabilité se solidifie et s'organise, tandis que la sérosité, contenant en outre en dissolution une partie de matière colorante, délaye le phosphate de chaux, et tantôt abreuve le tissu spongieux rempli des parties solidifiables du sang, tantôt se rassemble dans les cellules vides, les dilate de plus en plus par son accumulation, et en forme ces cavités ou plutôt ces kystes dont nous avons parlé. On vient de voir que nous considérons ces kystes comme formés par des cellules osseuses dilatées, et non par les veines comme le pense M. le docteur Cruveillier, d'après un fait analogue publié dans son *Anatomie pathologique,* ce qui milite en faveur de notre opinion, c'est que 1° ces cavités sont arrondies et circonscrites, elles ne communiquent point ensemble, comme cela devrait être, si elles étaient formées par des vaisseaux veineux;

2° Nous avons injecté les veines de notre sujet, et l'injection n'a pénétré dans aucune de ces cavités, pas même dans celles du rachis, ni de l'astragale, ni du calcanéum, lesquelles cependant, comme les kystes, contenaient du sang liquide;

3° En supposant que ces cavités fussent des veines dilatées, elles devraient être tapissées par la membrane interne de ces vaisseaux; or, cette membrane ne présente aucune trace de vascularité, et cependant, nous avons trouvé dans quelques-uns de ces kystes, que des artères injectés rampaient dans l'épaisseur de leur membrane. D'après ces considérations, il nous paraît évident, ainsi que nous l'avons annoncé, que ces cavités sont réellement dues à la dilatation des cellules osseuses, et qu'elles sont tapissées par la membrane médullaire des os légèrement modifiée, et nullement par une altération des veines.

La dégénérescence charnue contenant beaucoup d'aréole, et ressemblant, sous beaucoup de rapports, au cancer encéphaloïde, pourrait être appelée *cancer aréolaire des os*. La grande proportion d'oxyde de fer, dont l'analyse chimique a démontré la présence dans les os, prouve que ces organes ont été abreuvés par le sang.

Enfin, ni les os, ni les liquides qui y étaient contenus, n'ont donné aucun signe d'alcalinité ni d'acidité. Aussi admettre la présence d'un acide ou d'une sanie, comme le faisaient les anciens pour expliquer la disparition du phosphate de chaux, serait, selon moi, une pure hypothèse; il est plus rationnel d'admettre la disparition par la voie d'absorption, et alors ce sel arrive dans le sang, et en est séparé par les organes secréteurs; nous l'avons, en effet, retrouvé dans les urines, ainsi que dans les graviers contenus dans les reins, qui en étaient presque exclusivement formés. Nous en avons trouvé une grande partie dans le liquide rouge, qui remplissait les cavités des dégénérescences de l'os, il y était probablement dissous pendant la vie; mais après la mort, obéissant aux lois, auxquelles sont soumises toutes les parties des corps organisés quand la vie les abandonne; le sel calcaire s'est déposé en crystaux, dont l'analyse nous a démontré la composition, sans doute parce qu'il n'a pas trouvé une assez grande proportion de liquide, pour rester en dissolution à une plus basse température que celle de la vie.

Quelques auteurs ont pensé que cette maladie était la

suite d'une affection du périoste, et qu'elle marchait de dehors en dedans, mais cette opinion n'est pas soutenable, elle est même contredite par le fait que les altérations sont plus avancées en dedans qu'à la partie externe des os, cependant le contraire devrait arriver, si cette opinion avait quelque vraisemblance. En outre, si nous avons trouvé, chez Potiron, le périoste très épais, très vasculaire et très adhérent aux endroits où les os étaient le plus ramollis, cela tient à ce que les os devenus charnus et gonflés, exigeaient une plus grande quantité de liquide pour leur nutrition : de là, l'augmentation du nombre et de la capacité des vaisseaux qui se trouvent dans l'épaisseur du périoste, et par suite, l'hypertrophie et l'adhérence plus intime de cette membrane au tissu sousjacent. Cette circonstance explique suffisamment cet épaississement de l'enveloppe fibreuse des os, et rien n'autorise d'admettre qu'elle ait été prudemment altérée. Nous pensons, comme on vient de le voir, que la maladie a commencé par les couches internes du tissu osseux, et nous fondons notre opinion 1° Sur un degré plus avancé des altérations dans les couches internes, que dans les couches externes des os, comme nous venons de le dire; 2° Sur la présence des couches osseuses d'une épaisseur plus ou moins considérable, situées au-dessous du périoste externe des os. On s'expliquera facilement ce phénomène, si l'on réfléchit, que les couches internes formées par du tissu spongieux, sont par cela même plus vasculaires, ont plus de vitalité, s'approchent plus, par leur structure, des parties molles, et sont par conséquent plus susceptibles d'altérations organiques que les couches externes; enfin, nous ne voyons aucun motif pour attribuer l'affection de ce malade à une altération de la membrane médullaire des os, comme quelques personnes voulaient le faire.

TRAITEMENT.

S'il était possible de reconnaître la maladie dès son début, on pourrait peut-être employer quelques moyens efficaces contre la cause qui lui a donné naissance; mais l'ostéomalacie se présente à son origine avec des symptômes tellement vagues et tellement obscurs, qu'on ne peut presque jamais asseoir un diagnostic certain, avant que l'affection des os ne soit arrivée à ce point où elle devient incurable.

Les anciens, il est vrai, ont employé divers médicaments d'après les opinions que l'on se formait à cette époque de la nature du ramollissement des os. Ainsi, ceux qui admettaient la disparition du phosphate de chaux par la présence d'un acide quelconque donnaient différents médicaments qui contenaient ce sel calcaire; d'autres admettant, surtout pour les cas de fragilité des os, une diminution des matières organiques, ont administré la gélatine de corne de cerf, des limaçons, des huîtres, etc., en croyant qu'une accumulation de substances calcaires ou gélatineuses dans les premières voies, aurait pour résultat une sécrétion plus abondante de ces matières dans les tissus des os.

Mais, quelque séduisantes que puissent paraître au premier abord ces opinions, nous croyons que ces traitements doivent être rejetés; en effet, ces substances d'abord n'arrivent pas, comme on sait, dans les vaisseaux nutritifs, sans avoir subi des changements de composition; et admettant même que ces substances y arrivent sans être décomposées, on ne serait pas plus avancé dans le traitement, puisque le ramollissement et la fragilité des os ne tiennent pas à l'absence du phosphate de chaux et de la gélatine dans l'organisme, mais ces maladies tiennent évidemment au trouble dans les fonctions des vaisseaux nutritifs, qui sont dès-lors ineptes à déposer l'une ou l'autre de ces substances dans le tissu des os.

L'auteur de l'article *Ostéomalacie* du *Dictionnaire des Sciences médicales* dit à ce sujet « C'est moins la qualité des substances que nous ingérons dans l'estomac que l'état sain des organes qui facilite la nutrition. » Et plus loin il ajoute : « Si vous donniez le phosphate de chaux pour remédier au rachitisme, ce serait agir avec aussi peu de discernement que si vous faisiez manger de la graisse au malade que vous voudriez guérir du marasme. » Nous voyons en outre, par ce qui vient d'être dit, que si la chimie nous apprend la composition des os, nous ne pouvons en tirer aucune conséquence pour un traitement rationnel.

Si l'on était assez heureux pour reconnaître de bonne heure une disposition à cette maladie, voilà les moyens qu'on pourrait employer pour la prévenir : il faudrait soustraire la personne à toutes les influences qui pourraient favoriser son développement, envoyer le malade dans un climat sain et chaud, ou au moins à la campagne; il devra se livrer à l'exercice en plein air, prendre une nourriture succulente, s'abstenir des habitudes qui épuisent le corps et altèrent la santé; enfin, si c'est une femme, il faudra lui défendre le mariage, puisque l'accouchement a souvent été la cause occasionnelle de la maladie.

Mais lorsque l'affection est arrivée à un degré tel qu'il est impossible de la reconnaître , le médecin sera réduit à un traitement palliatif, qui consistera à placer le malade dans une position capable de prévenir les déformations des os, et surtout à lui faire garder le repos le plus absolu, pour empêcher la production des fractures , enfin à calmer les douleurs excessives qu'éprouvent les malades.

Enfin, nous ne pouvons passer sous silence les moyens, pour la plupart empiriques, qui ont été employés, bien qu'ils n'aient pas eu de succès. Ainsi, on a proposé les bains d'eau froide , les antiphlogistiques ; la sabine et la térébenthine ont paru réussir dans deux cas que nous rapporterons plus loin. On a proposé, en outre, des anti-goutteux, des anti-syphilitiques, des anti-scorbutiques, des toniques et des fortifiants ; mais tous ces médicaments ont été inefficaces , et le phosphate de chaux, qui a été mis en usage, n'a fait que déranger les fonctions digestives. La garance aussi n'a pas eu de meilleurs résultats chez Potiron. D'après Chélius (1), l'acide phosphorique aurait aussi été employé.

Dans le cas où le ramollissement est local, comme la chirurgie ne possède aucun moyen pour empêcher la marche de la maladie, il ne resterait que l'ablation de la partie malade pour assurer la guérison. Enfin , en énumérant les causes de l'ostéomalacie, nous avons mentionné avec un grand doute une plante qui doit exister dans le Nord, et qui a la propriété de ramollir les os des animaux qui s'en nourrissent. Nous dirons maintenant avec la

(1) *Manuel de Chirurg.*, t. I.

même réserve et seulement d'après Brontius, qui assure dans son cinquième livre de la *Médecine des Indiens* qu'il y a dans le Malacca une plante qui porte une semence semblable à celle de l'orge, seulement velue et plus noire, dont le suc doit durcir les os au point qu'en en frottant les dents, celles-ci deviennent tellement dures qu'elles brisent les pierres.

Quant aux deux observations de ramollissement des os, dont on avait guéri les malades, elles sont rapportées par Renard (1) avec si peu de détails et d'une manière tellement obscure, qu'on y reconnaît avec peine les symptômes de l'ostéomalacie. Cependant nous les citons ici brièvement, parce que ces deux malades ont été regardés par l'auteur comme affectés de cette maladie.

Les deux malades étaient des canonniers, l'un âgé de trente-quatre, l'autre de trente-six ans; le premier était d'une haute stature. Tous les deux étaient exposés, pendant le temps des guerres, à la pluie et à l'humidité; depuis ce temps, ils éprouvaient des douleurs rhumatismales dans les membres à différentes reprises; tous les deux ont eu des tumeurs adhérentes aux os. Chez le premier, la tumeur était au bras droit; chez le second, à l'avant-bras du même côté. Bientôt après, on s'aperçut des courbures, de la mollesse et de l'élasticité des mêmes os. Les malades ressentaient quelquefois des douleurs violentes dans les membres. Ils furent traités par la sabine à l'intérieur et la térébenthine en friction, et ils guérirent complètement.

(1) *Hufelands, journal der Praktischen Azzeneykunde,* t. xx, 2ᵉ pièce, p. 88.

LETTRES

SUR LA

Cause principale des morts subites survenues pendant l'inhalation du Chloroforme.

ADRESSÉES A M. LE RÉDACTEUR DE L'UNION MÉDICALE

et publiées dans ce Journal ; la première le 10 février 1849,
et la seconde le 26 février 1850.

Monsieur le Rédacteur,

« Pendant la discussion du rapport, qui a été fait à l'Académie de Médecine sur les dangers et les accidents mortels attribués à l'emploi du chloroforme, diverses circonstances ont été relevées des faits réunis par M. Malgaigne, comme ayant pu contribuer à donner la mort aux personnes soumises aux inhalations de cet agent anesthésique. Ainsi, on a cru pouvoir attribuer ces accidents malheureux à l'imperfection des appareils, à l'emploi des éponges ou des mouchoirs , au sexe féminin, comme étant trop susceptible à ce moyen, etc., particularités qui se rencontrent dans l'une et l'autre de ces observations. Une circonstance cependant, qui se présente dans tous les cas de ces morts subites, hormis celui de M. Robert, où le malade a succombé plutôt à la gravité de ses lésions ; une circonstance seulement, dis-je, qui me paraît d'une grande importance, et qui m'a frappé par son existence constante dans toutes ces observations, a passé inaperçue. C'est que toutes les personnes soumises à l'action du chloroforme, et qui ont succombé sous son influence, sont restées, pendant l'inhalation de cet agent, dans la position assise. Or, n'est-il pas probable, pour ne pas dire certain, d'après les notions que nous avons sur la syncope, que cette position a été la cause principale, si ce n'est la seule, de ces terminaisons aussi rapidement funestes.

« En effet, le cœur sous l'influence d'un agent anesthésique, diminue, comme l'expérience nous le démontre, la force de ses battements, et par suite, envoie au cerveau d'autant moins de sang, que celui-ci, chez une personne assise, doit remonter contre son propre poids ; le cerveau, de son côté, moins stimulé par cette raison, réagit faiblement sur les fonctions de l'organe central de la circulation ; de cette influence réciproquement anesthénisante, si je puis m'exprimer ainsi, de ces deux organes, peut résulter une syncope mortelle, et cela d'autant plus rapidement, que la personne qui doit être opérée, éprouve plus de peur et plus d'agitation avant d'être endormie par le chloroforme, laquelle syncope ne serait pas survenue dans la position couchée du malade. N'est-il pas évident que dans le cas de la malade opérée par M. Roux, la mort

est survenue à la suite d'une telle syncope provoquée par
la position dans laquelle elle a été mise après l'opération
pour l'application d'un bandage roulé autour de son
corps?

« Je ne puis m'empêcher de livrer à la publicité ces
réflexions qui concernent une question grave et qu'on agite
à présent. Je vous prie donc, monsieur le Rédacteur, de
vouloir bien insérer cette lettre dans votre estimable journal, car je désire, d'un côté, éveiller l'attention de mes con-
frères sur cette circonstance, et je pense qu'ils ne pourront
se défendre, comme moi, de cette conviction, s'ils veulent
bien relire attentivement les observations rapportées par
M. Malgaigne; d'un autre côté; si d'autres faits venaient
à confirmer la justesse de mon opinion, il faudrait ajouter aux précautions indiquées dans la discussion de l'Académie de Médecine pour l'emploi de ce moyen, cette re-
commandation capitale de ne jamais soumettre les malades dans la position assise aux inhalations du chloroforme. »

« Recevez, etc.

« STANSKI. »

DEUXIÈME LETTRE.

« Monsieur le Rédacteur,

« A l'époque (1) où vous avez publié le travail de M. Oudet sur l'emploi de *l'éthérisation pour l'extraction des dents,* dans lequel l'auteur a parlé du danger de la position assise pendant le sommeil produit par le chloroforme sans faire mention de moi ; en gardien loyal des droits de ceux qui confient leurs travaux à votre estimable journal, vous n'avez pas manqué d'ajouter une note dans laquelle vous avez dit : qu'il vous était impossible de ne pas faire remarquer que cette opinion avait déjà été développée pour la première fois dans votre journal par M. le docteur Stanski. Je vous en remercie bien sincèrement.

« Malheureusement vous n'avez pas la mission ni la possibilité de contrôler tout ce qui se publie en fait de travaux scientifiques, pour faire toujours de pareils rectifications. Je viens donc vous prier, Monsieur le rédacteur, de vouloir bien insérer dans votre journal cette lettre, dans laquelle je réclame contre l'omission de mon nom dans la thèse de M. le docteur Lenoir, où ce candidat pour la chaire de médecine opératoire, en parlant des accidents graves qui peuvent survenir à la suite de l'emploi du chloroforme, dit page 41 : « Car l'opéré est assis, et, dans cette position, « plus disposé à la syncope que dans la position horizon-

(1) Le 11 Décembre 1849.

« tale. Or, on sait par expérience que la syncope est or-
« dinairement mortelle quand elle survient pendant le
« sommeil anesthésique.

« Dans tout autre cas je serais resté insensible à cet ou-
bli de la part de l'auteur, mais dans une circonstance
aussi grave que celle dont il s'agit ici, une pareille omission, venant d'un homme sérieux, ne pouvait m'être indif-
férente ; et lorsque vous aurez réfléchi que des accidents
funestes arrivés à la suite de l'emploi du chloroforme ont
ému le public et les hommes de la science, que c'est après
un rapport fait à ce sujet à l'Académie de médecine, et après
une longue et solennelle discussion dans cette docte assem-
blée, je suis venu développer la véritable cause de ces morts
subites, et indiquer la précaution la plus importante à
prendre pour les prévenir, et que mon opinion a été con-
firmée par les faits déplorables survenus depuis que vous
avez publié ma lettre, le 10 février 1849, et sa justesse
reconnue tous les jours par des hommes éminents ; lorsque vous aurez réfléchi, dis-je, à toutes ces circonstances,
vous ne vous étonnerez pas, j'espère, de ma susceptibilité
et de ma réclamation à cet égard.

« M. Lenoir dit : *On sait par expérience*. Certes, on le
sait par expérience, comme on sait aussi de la même manière que le sommeil anesthésique nous rend insensible, et
que le vaccin préserve de la variole. Mais tout cela ne peut
empêcher que ce soit moi qui ait le premier indiqué la position assise comme cause des accidents mortels pendant
l'action du chloroforme, et que ce soient MM. Jackson,
Flourens et Simpson qui aient fait connaître les premiers
les propriétés anesthésiques de l'éther et du chloroforme ;
que ce soit Jenner qui ait le premier démontré les pro-

priétés préservatrices de la vaccine ; je demanderai même à M. Lenoir s'il existe dans la médecine quelques connaissances solides qui n'aient pas été apprises par l'expérience ? L'important est d'observer exactement et de bien expliquer les faits qui se présentent à notre observation, car les cas de morts subites sous l'influence du chloroforme existaient déjà avant la publication de ma lettre sur ce sujet, le champ était ouvert à tout le monde ; cependant M. Lenoir n'a appris *par expérience* que la syncope est ordinairement mortelle pendant le sommeil anesthésique, que depuis que cette idée a été développée par moi dans l'*Union médicale*.

« Maintenant permettez-moi d'ajouter quelques réflexions concernant l'emploi des agens anesthésiques. Il y a des chirurgiens qui disent qu'il leur est arrivé de soumettre leurs malades au chloroforme dans la position assise, et cependant ils n'ont jamais eu un malheur semblable à déplorer ; je leur répondrai, que de ce que tous les malades qui sont morts sous l'influence des anesthénisants étaient dans la position assise, il ne résulte pas que tous ceux qu'on soumettrait dans cette position à l'action du chloroforme doivent succomber ; il s'en suit seulement qu'il serait téméraire en présence de cette circonstance, de ne pas coucher les malades pendant qu'on les soumet à l'action du chloroforme, lorsque d'un autre côté il n'existe pas de faits où un malade fut mort dans la position horizontale.

A ceux qui demandent pourquoi ces personnes mises à l'instant même dans la position couchée ne reprennent-elles pas connaissance comme cela arrive dans une syncope produite par une émission sanguine ? je dirai, que cela

tient à ce que dans ce dernier cas il n'y a qu'une soustrac-
tion dans la quantité de sang, et le malade mis dans une
position plus favorable à la circulation, le cœur reprend
peu à peu ses fonctions et la vie continue; tandis que
dans le cas d'une syncope produite par le chloroforme,
le sang est imprégné des vapeurs de cet agent,
qui a arrêté les battements du cœur, et cet organe
ne pouvant reprendre ses fonctions à cause de l'action
anesthénisante qu'exerce sur lui le chloroforme par sa
présence dans le sang, la vie doit nécessairement cesser
pour toujours. Il en résulte donc que le meilleur moyen,
pour rappeler les personnes à la vie, serait celui qui dé-
barrasserait rapidement l'organisme des molécules chlo-
roformiques.

La voie naturelle par laquelle l'économie élimine les
vapeurs du chloroforme, sont les organes respiratoires,
cet agent étant éminemment volatile; aussi peut-on être
certain de faire reprendre connaissance aux personnes
plongées dans un sommeil anesthésique, même alarmant,
par tous les moyens qu'on a proposés, pourvu que ces
personnes respirent encore; car dans ce cas l'organisme
peut se débarrasser peu à peu des vapeurs du chloroforme en respirant l'air exempt de ces molécules. Seulement
à cet effet il faut les mettre dans la position horizontale; si
elles étaient assises, ouvrir largement les fenêtres pour
renouveler dans la chambre l'air imprégné des vapeurs
anesthésiques; favoriser par tous les moyens les mouvements respiratoires, par des frictions sur la peau, en faisant respirer à ces malades, au besoin, et de temps en
temps, des substances excitantes, comme l'ammoniaque,
ou mieux encore de l'acide acétique, et jamais des odeurs

alcooliques, comme, par exemple, l'eau de Cologne.

« Mais lorsque, par malheur, le chirurgien ne s'aperçoit de l'état alarmant dans lequel se trouve son malade, que lorsque la circulation et la respiration se sont arrêtées, je ne vois jusqu'à présent aucun moyen qu'il puisse employer avec quelque espoir de rappeler son malade à la vie, car les fonctions respiratoires ayant cessé, il ne reste aucune voie par laquelle l'organisme puisse se débarrasser des molécules anesthénisantes du chloroforme (1).

« Agréez, etc.

« STANSKI. »

(1) Peu de temps après la publication de la première lettre, on a eu encore à déplorer deux ou trois morts subites sous l'influence du chloroforme et toujours les personne se trouvant dans la position assise ; mais depuis que ces idées ont été mieux connues entre les médecins par leur reproduction, soit dans les journaux de médecine, soit dans les journaux politiques, nous avons le bonheur d'annoncer que pas un seul malheur semblable n'a été observé jusqu'à présent.

FIN.

EXPLICATION DES PLANCHES.

PLANCHE Ire. *Fig.* 1re. Représente le corps de Potiron.

Fig. 2. La femme Supiot. — Ces deux dessins sont rapprochés ici pour qu'on puisse facilement voir l'analogie entre les déviations des membres.

Fig. 3. Représente Sarah Hawkes. — 1. Les pieds; 2. l'ombilic; 3. le bras gauche; 4. le bras droit; 5. les côtes; 6. le grand trochanter de la cuisse droite; 7. les genoux; 8. la cuisse droite.

PLANCHE II. *Fig.* 1. Représente le tibia et une partie du pied coupés par le milieu : 1. le tibia; 2. la rotule; 3. l'astragale; 4. le calcanéum (la section de ces deux derniers os nous fait voir leur tissu cellulaire très raréfié); 5. le scaphoïde, le premier cunéiforme et le premier métatarsien coupés par le milieu; 6. le périoste; 7. les cavités ou kistes qui se trouvaient dans l'intérieur de la matière dégénérée; 8. la membrane qui tapissait ces cavités, disséquée et soulevée, laisse voir sous elle une autre cavité; 9. le tissu fibreux qui se trouve au milieu du tibia; 10. les traces du tissu spongieux, dont les cellules encore visibles sont remplies par la dégénérescence.

Fig. 2. Représente une moitié du fémur, divisé par une section verticale et antéro-postérieure : 1. la tête du fémur; 2. noyaux de substance qui ressemble à un cartilage; 3. la même substance, seulement plus foncée; 4. tissu spongieux de l'os, très ramolli et abreuvé d'un liquide incolore; 5. grandes cavités se trouvant dans l'intérieur du fémur, remplies de matières d'une couleur lie de vin, demi-liquide et comme pulpeuse.

Fig. 3. La partie inférieure de [la colonne vertébrale : 1. la deuxième vertèbre dorsale; 2. la onzième; 3. la première lombaire ; 4. la seconde lombaire; 7. la douzième vertèbre dorsale, dont le corps a été presque complètement affaissé, et les cartilages intervertébraux sont presque en contact; 10. la même chose est arrivée avec la troisième lombaire; 8. les cartilages qui lui correspondent ; 9. canal rachidien.

Impr. de E. Dépée, à Sceaux (Seine).

Fig. I.
PL. I.

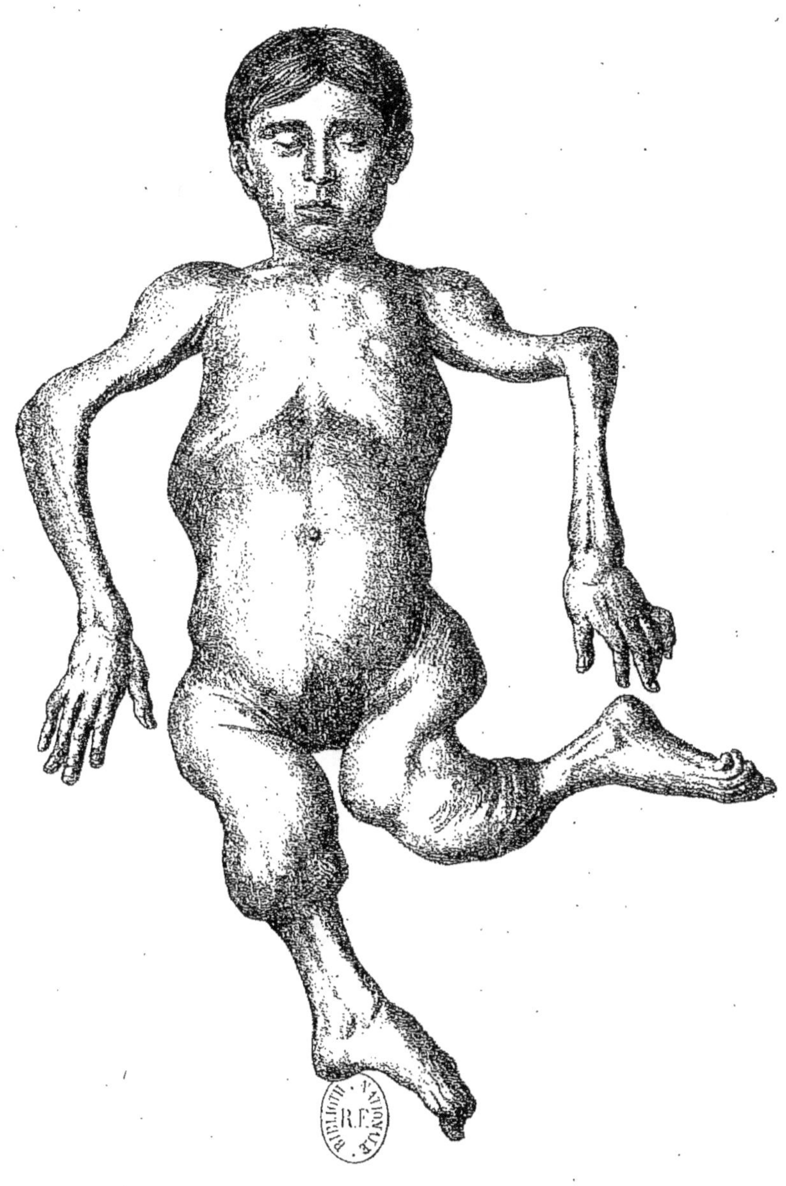

F. Dienheim, del.
Léveillé, lith.
Imp. Becquet frères.

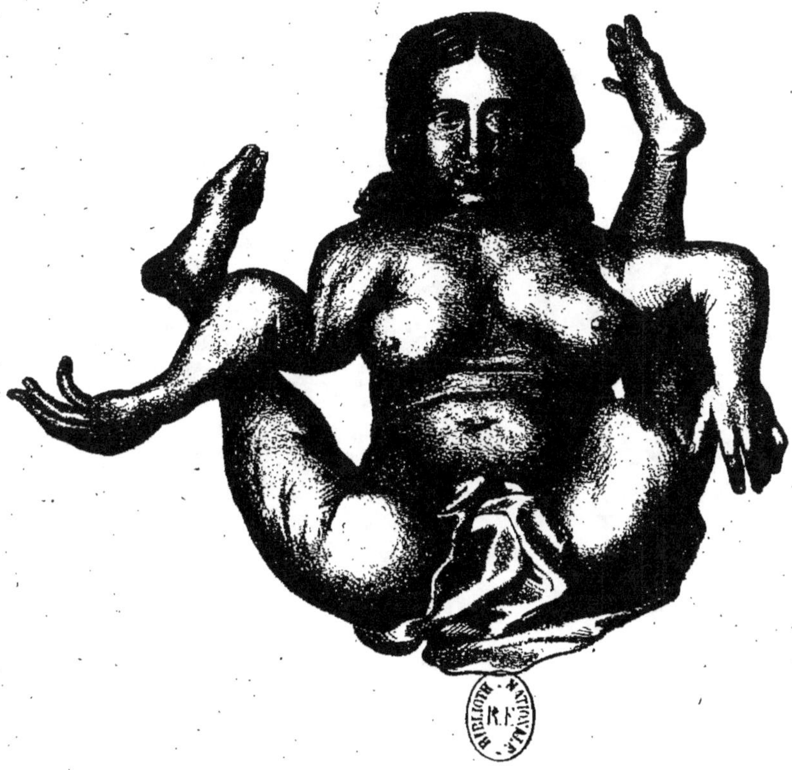

PL. I.
Fig. 2.
Léveillé, lith.
Imp. Becquet frères.

Fig. 3 .

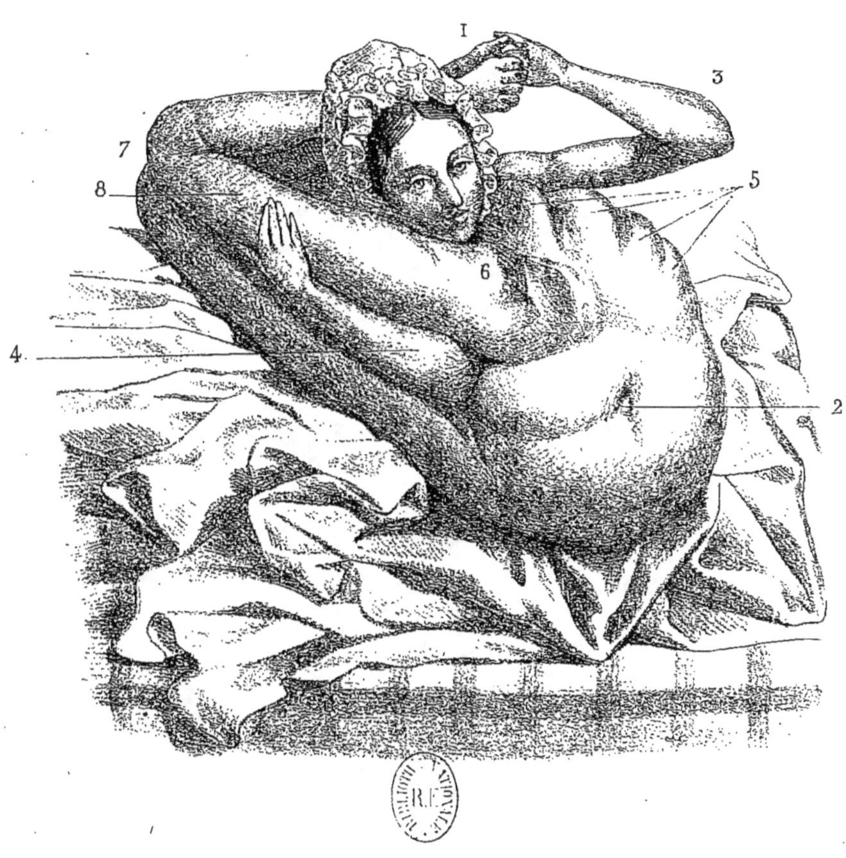

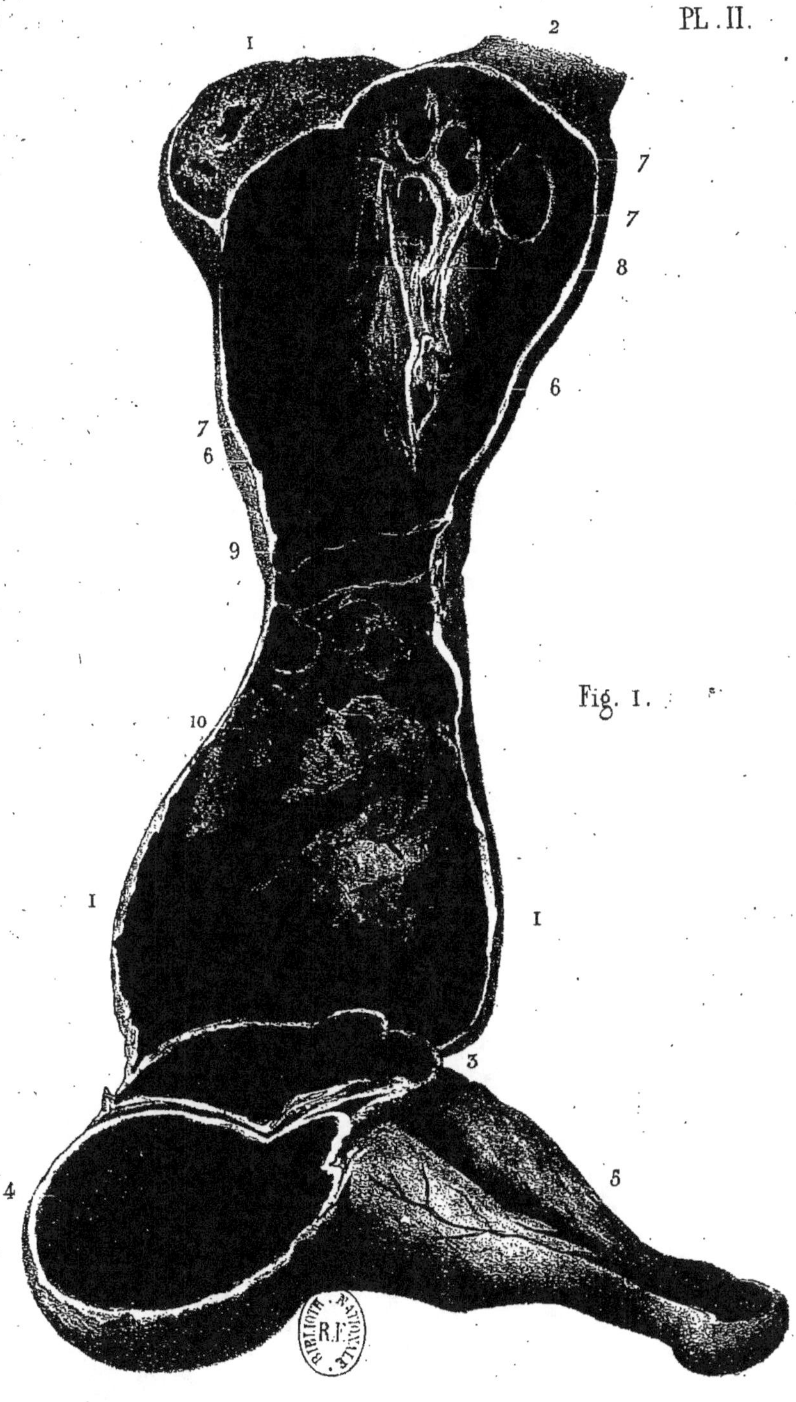

Fig. I.

F. Dienheim, del.   Léveillé, lith.   Imp. Becquet frères.

PL . II .

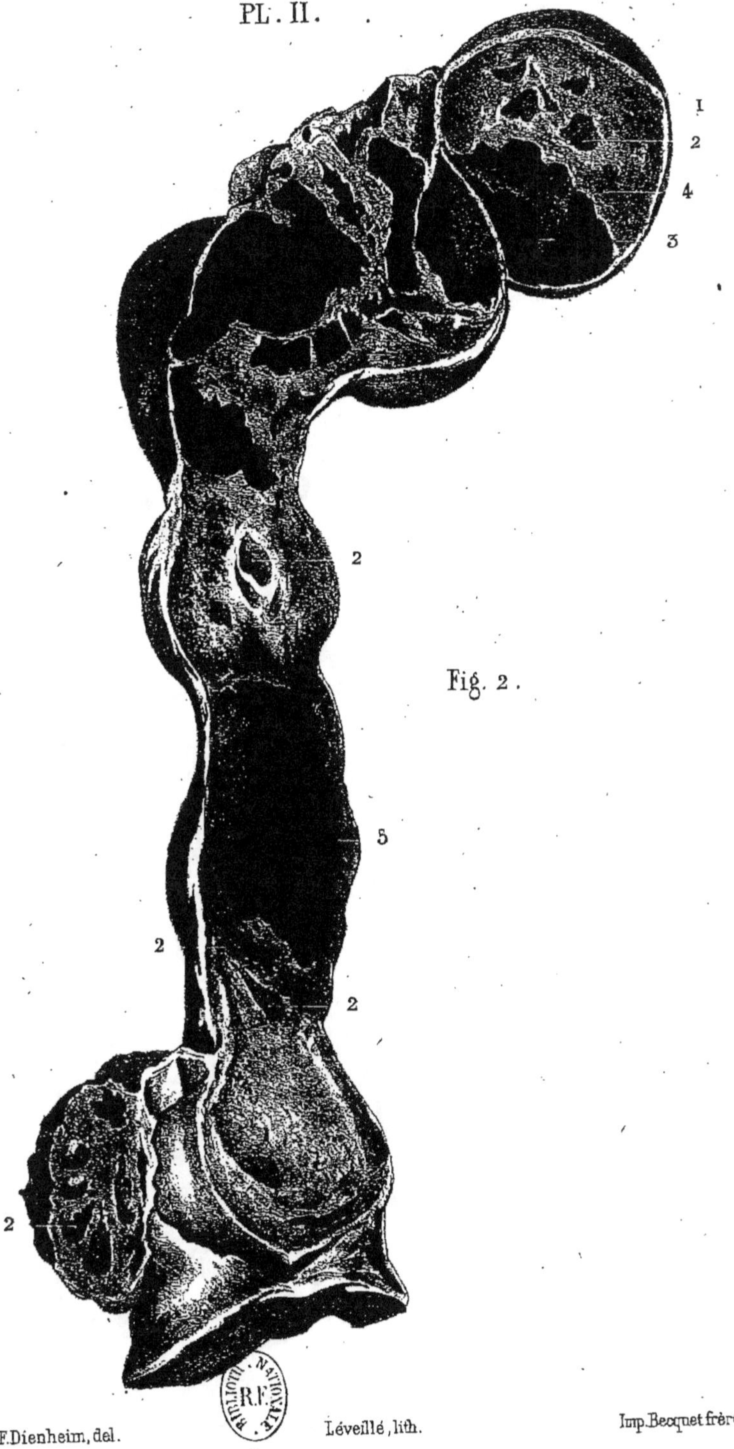

Fig. 2 .

F. Dienheim, del.   Léveillé , lith.   Imp. Becquet frères.

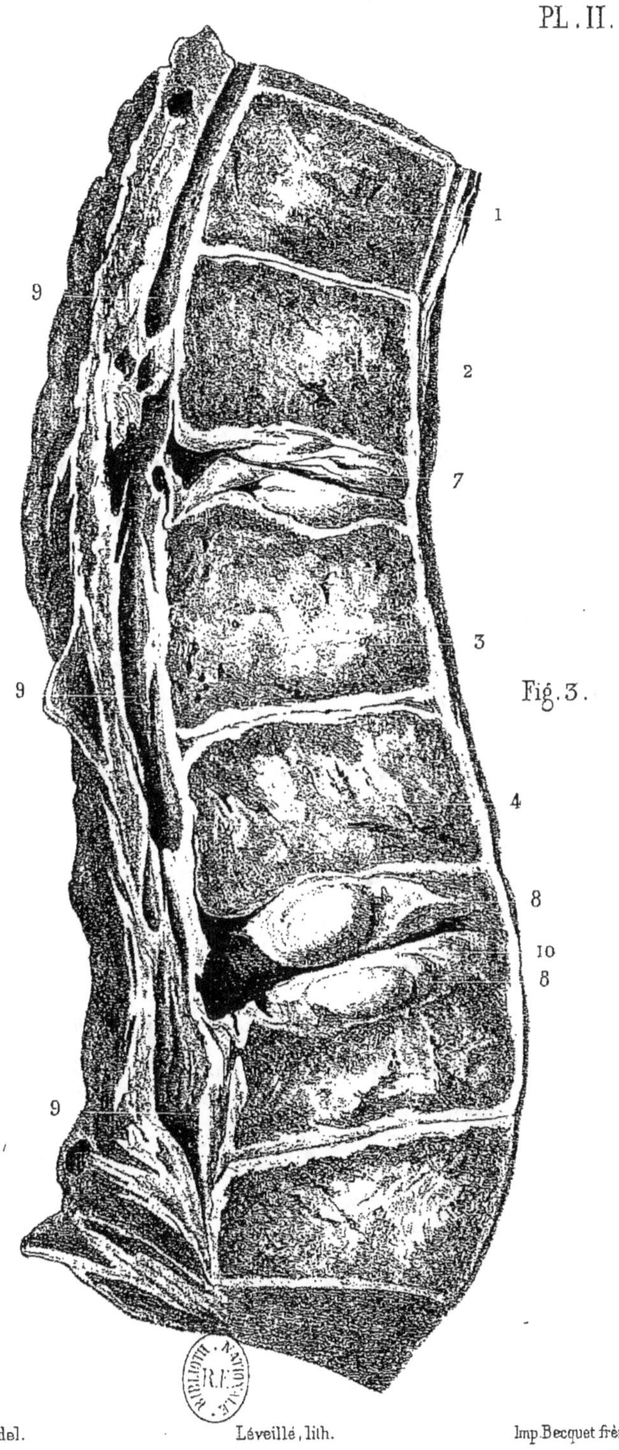

Fig. 3.

F. Dienheim, del.

Léveillé, lith.

Imp. Becquet frères.

PUBLICATIONS DU MÊME AUTEUR.

Sur les épis de blé introduits dans les voies aériennes (*dans les Bulletins de la Société Anatomique*).

Sur la paralysie de la 3e et 5e paires de nerfs (*dans les Archives de Médecine*).

Sur l'amputation partielle du pied (*dans la Gazette Médicale*).

Sur l'opération de l'empyème, et sur un nouvel instrument pour cette opération (*dans le Journal l'Esculape*).

Sur les calculs salivaires (*dans les Archives de Médecine*).

Mémoire sur le ramollissement des Os en général et sur celui du nommé Potiron en particulier.

Sur les hémorrhagies opiniâtres à la suite de l'amputation des amygdales (*dans l'Union Médicale*).

SCEAUX. — IMPRIMERIE DE E. DÉPÉE.

www.ingramcontent.com/pod-product-compliance
Lightning Source LLC
LaVergne TN
LVHW050052060726
842524LV00003B/746